子どもの心と体を守る「冷えとり」養生

芝大門いまづクリニック院長
今津嘉宏

青春出版社

はじめに

わたしは、外科医でありながら漢方医学を修めていることもあり、これまで約30年間余り、多くのお子さんの治療にあたってきました。風邪をひきやすい、下痢をしやすい、すぐに疲れる、元気がない、寝つきが悪い……。さまざまな不調を抱えたお子さんを診てきて、ある共通点に気づきました。それが「冷え」です。不調を抱える子どものほぼ全員の手足が冷たく、お腹や背中まで冷えている子も珍しくないのです。

この経験から「子どものあらゆる不調は冷えから始まる」と考えるようになり、親御さんたちにお子さんの体を温める方法をお伝えするようになりました。

すると、体を温めただけで1年後にはほとんどのお子さんが風邪をひかなくなり、下痢もしなくなり、顔色もよくなって元気になっていったのです。

また、温めることによって「体の不調」を改善するだけでなく、遅刻ばかりだった学校にもきちんと行けるようになった、自律神経の乱れが整って精神が安定した……など、「心の不調」も改善できることがわかりました。

「子どもは風の子」といわれるように、子どもは冷えに強いものだと思っている方も多いようです。しかし、実は、もともと子どもの体は大人よりも冷えやすくできています。また、子どもたちをとり巻く現代の社会や生活環境が、子どもたちの体の冷えを加速させています。その結果、「冷えている子どもたち」が目立って増えてきているのです。

子どもの体は成長過程にあります。この過程で体が冷えると、強い免疫力が育たなかったり、成長ホルモンがしっかり分泌されずに背が伸びなかったり……など、子どもの健やかな心身の成長が促されない可能性もあるのです。子どもの不調をとり除くためにはもちろん、子どもの健やかな成長を促すためにも、親は意識して子どもの体を温める必要があるでしょう。

本書では、子どもが元気に健康に育つために、子どもの体の冷えをとり、温めることがなぜ重要かを医学的な見地からわかりやすく説明し、さらに、温めるための具体的な方法を数多くご紹介します。子どもの成長の速さは驚異的で、3歳の子どもと12歳の子どもでは筋肉も脳の発達度合も、まったく異なります。そこで幼稚園児、小学生、中学生の各年齢層に合った温め方を解説しました。
「子どもの体を温める」といっても、何か特別大変なことをしなければならないわけではありません。毎日の生活を少し見直すだけで、子どもの体はしっかりと温まるのです。洋服を着替えさせる、食事をつくる、子どもを眠りにつかせる……といった子どもの身のまわりの世話を、「体を温めるために大事なポイント」を押さえながら行うだけで、子どもの体はみるみる温まっていきます。

幼い頃に親からやってもらったり、教えてもらうことによって身につけた生活習慣は、子どもが大人になってからの健康な生活の礎《いしずえ》となります。子どもに「体を温めるための生活習慣」を伝えることは、今の子どもの不調をとり除くだけでなく、子どもが将来、健康で幸福な人生を送るために必ず役立つことでしょう。

本書が、皆さんのお子さんが毎日、笑顔で元気に過ごされるための一助になれば著者として、医師として、そして同じ親として、これ以上の幸せはありません。

芝大門いまづクリニック院長　今津嘉宏

子どもの心と体を守る「冷えとり」養生　目次

第2章 子どもの冷えをとるために、知っておきたいこと 39

第3章

幼稚園児の心と体の温め方

第4章 小学生の心と体の温め方 115

第5章 中学生の心と体の温め方

カバーイラスト／柴田ケイコ
本文イラスト／おおたきょうこ
本文デザイン・DTP／ハッシィ
編集協力／横田緑

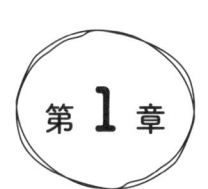

第1章

「冷えからくる不調」を抱える子どもが、増えている

子どもの不調の原因に、気づけていますか？

親にとってはもちろん、社会にとっても子どもはかけがえのない存在です。わたしも2人の男の子の父親ですが、子どもの手を握るたびに、そのやわらかい手からぬくもりだけでなく、命の尊さや未来の輝かしさを感じています。

大声で笑ったり泣いたり、走り回ったり……と一見、元気に見える子どもであっても、大人に比べて心も体も弱い存在であることに変わりはありません。

子どもはちょっとしたことで傷つき、大人にとっては大したことがないことでも、大きな問題として捉えることが多々あります。また、食事の影響を強く受けてお腹を壊したり、環境の変化で体調を崩して病気になったりすることも多くあります。

風邪やインフルエンザなどは、子どものかかる病気の代表的なものです。ただの風邪だとあなどっていると、風邪から肺炎になることもありますし、お腹の風邪にかかれば、激しい嘔吐《おうと》や下痢に見舞われることもあります。

幼稚園に入れば、はしかや風疹《ふうしん》、おたふく風邪、水疱瘡《みずぼうそう》などといった伝染病を次々にもらってくることもあるでしょう。

また、アトピーや喘息《ぜんそく》といったアレルギー性の疾患は何年も子どもと、そして親を悩まし続けるかもしれません。

自分の子どもには病気で苦しんでほしくないと思うのが親心でしょうが、子どもがこういった病気にまったくかからずに済むことは、ありません。そもそも、病気にかかることではじめて、その細菌やウイルスに対する抗体が体内にできて免疫力が高まるのですから、その意味では病気にかかることも、子どもの大切な仕事の１つともいえるでしょう。


子どもが病気にかかることを完全には防げないように、子どもを教科書のように育てることも、難しいでしょう。子ども１人ひとりに個性があり、強い部分と弱い部分があるからです。同じように育てても、兄弟で性格も体格も違います。生まれながらにいろいろな問題を抱えている子どももいます。ちょっとしたことに、つまずいてしまう子どももいます。

なかなかうまくいかない子育てに追われながらも「子どもには少しでも病気のない、元気な毎日を送らせたい」「病気にかかっても軽く済んで、少しでも早く治ってほしい」と、親は子どもの健康を気にかけます。これは、子どもを持つ親の当然の願いです。

子どもが健やかに育つためにも「子どもの心と体の健康を守る」ということは、とても大切になります。元気で健康に育った子どもは、スクスクと成長し、元気で健康な大人になっていきます。子どもの今の健康を守ってあげることは、子どもの将来の健康を守ることにもつながっていくわけです。

では、そのために親は何をするべきなのでしょうか。

それは、「冷えをとること」です。つまり、子どもの体が冷えないように服装や食事、睡眠などの生活環境を整え、常に子どもの体を温めるように心がけることです。

子どもの病気や不調はその多くが冷えから始まると考えられます。風邪や下痢、肺炎といった感染症も、喘息、アトピーなどの病気も、また自律神経失調症や心の不調まで、その根底には必ずといっていいほど冷えがあります。そして今、この冷えが子どもの間で少しずつ増え続け、それに呼応するかのように、心や体の不調に悩まされている子どもが増加の一途をたどっているのです。

子どもの病気のうち死因となるようなものは、先天性のものが多く、体を温めるだけでは避けられません。また、遺伝的な病気、発達障害、知的障害など、体を温めることでは治せないものもあります。

しかし、先天的・遺伝的な病気、発達障害や知的障害を持つ子どもの健康を管理するときにも「冷えをとること」が大切になります。さまざまな病気を少しでも改善するために、また、怪我をより早く治すためにも、重要なポイントが「冷えをとること」だからです。

本書では、不調を改善したり、病気を予防するために役立つ「子どもの冷えをとる方法」をお伝えしていきます。

「冷え」は小さな体に大きな負担をかける

医師になって30年ほどになりますが、少し前から体や心の不調を訴える子どもが増えているのを肌で感じます。風邪をひきやすかったり、下痢をしやすかったり、あるいは元気がなくて疲れやすかったり、また、何かに悩んでいるかのように、なんとなくうつむき加減で、覇気《はき》の感じられない子どもも少なくありません。

また、病気とまではいえないけれど、心や体に不調を抱えている子どもたちも20年ほど前とは比べものにならないほど多いのです。

もちろん、アトピー性皮膚炎や喘息に悩まされている子どもの多さに至っては、昔とは比較になりません。

このような不調に陥っている子どもの多くに共通しているのが、「冷え」です。

子どもの手足はぽかぽかと温かいものですが、不調を訴える子どもの手や足を触る

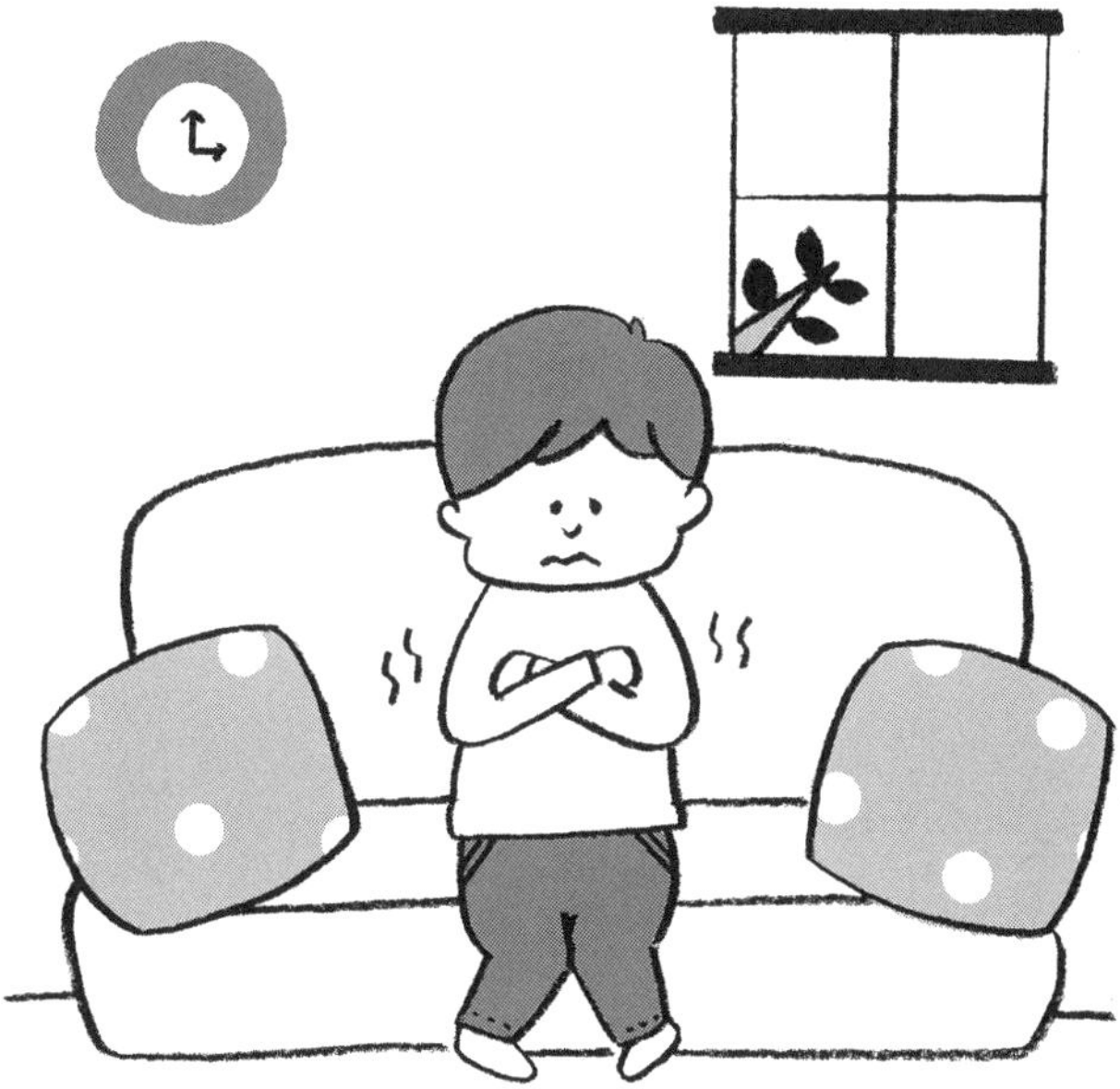

とひんやりとしていて、中には氷のように冷たい子どももいます。

しかも、衣服にしっかり守られているはずのお腹まで、触ると冷たかったりするのです。診察していて、冷えている子どもが多いことに驚かされます。

こうして見ていくと、皆さんも心や体の不調と冷えには関連がありそうだと感じられるでしょう。実際、このことはすでにさまざまな方面の医学研究によっても証明されています。

体が冷えると、体内の酵素の働きが低下し、腸内細菌のバランスが崩れて腸内環境が悪化しますし、また、成長ホルモンなどの内分泌系のバランスが崩れたり、睡眠の質が悪くなったりすることも指摘されているのです。これらはいずれも体調を崩す原因となります。

中でも大きいのが、冷えによって免疫機能が低下してしまうことでしょう。ご承知のように、免疫機能とは外から侵入してくる細菌やウイルスなどの病原体から体を守る仕組みのことです。免疫をつかさどっている主役クラスが、血液中の白血球。体の温度が下がると、この白血球の働きが低下して、外敵から体を守る力が落ちてしまうのです。

皆さんも薄着で外へ出て行ったときに、体を冷やしてしまい、風邪をひいた経験があると思います。これは、体の温度を下げたために、免疫力が低下してウイルスに感染したためなのです。

外敵の侵入を防ぐ力だけが、免疫ではありません。この免疫機能が十分に働かなければ、さまざまな症状や病気の発生につながります。体の中で起きている問題を解決するのも、免疫の仕事です。免疫は、風邪などの感染症だけでなく、胃炎、腸炎、肝臓病、腎臓病、さらにはアトピーや喘息など、さまざまな病気を治してくれます。血管や神経のトラブルを解消するのも免疫の役割です。免疫は体全体を調節してくれる大切な仕組みだといえるでしょう。

子どもの頃に手に入れた免疫力は、大人になり、死ぬまで体を守ってくれる大切なパートナーになります。免疫力が活性化し、免疫力が常に働いてくれれば、病気に負けない体をつくることができるでしょう。

将来、糖尿病や心臓病、ガンなどの生活習慣病にならないようにするためには、子どもの頃にしっかりと免疫をつくっておく必要があります。そのためには、免疫をつくりやすい環境を整えてあげることが大切です。免疫をつくりやすい環境は、「体を冷やさないこと」で整えられます。

冷えは子どもにとっても、大人にとっても健康を脅かす一番の大敵です。

特に、子どもは心も体も未発達で未熟な状態にあるので、体を冷やすことで免疫をつくる環境が脅かされ、免疫をうまくつくれなくなってしまうので注意が必要です。

体の冷えは、命を奪いかねない！

万病の元である冷えに侵されたとき、体の中ではどのような変化や反応が起きているのでしょうか。

冷たい氷を触ったとき、冷たい感覚と同時に痛みを感じて、思わず指を氷から離します。これは冷えているものが危険であることを、わたしたちが本能的に知っているからです。冷たいものを反射的に避けるように遺伝子が記憶しているのです。

ではなぜ、冷たいものが危険なのでしょう。冷たいものは体の機能を低下させるばかりか、ときには停止させる、つまり、死に至らしめるからです。

試しに、冷たい水に指先を入れてみましょう。とたんに指が動きづらくなるのを感じるはずです。指先の温度が下がったことで、指の機能が低下して動きが悪くなったためです。

冬など気温が下がってくると、だんだんと指先がかじかんできます。寒い場所にずっといると、耳や鼻が痛くなり、足の指の感覚がなくなってきて、場合によっては、シモヤケになることもあります。こういったことも全て、冷えることでその部分の機能が低下した結果なのです。

冷えで機能が低下するのは指先ばかりではありません。全身が冷えれば、命さえ危険にさらされます。『八甲田山』という映画をご存じでしょうか。

明治35年、青森の連帯が冬の八甲田山で行軍演習中に遭難し、２１０人中１９９人の兵士が死亡しました。この実話を題材にした新田次郎の小説『八甲田山 死の彷徨』が原作です。

吹雪の雪山で遭難した兵士たちが、寒さの中で低体温になり、だんだんと思考能力が低下して、意識が遠のいていき、ついには意識を失って寝てしまいます。そして、次々に亡くなっていくのです。

雪山で防寒もせずに寝てしまうことは死を意味します。体温の低下が、いかに恐ろしい結果を招くかが、この映画からもわかるでしょう。

ではなぜ、体温が低下すると思考能力が下がり、意識を失うのでしょうか。

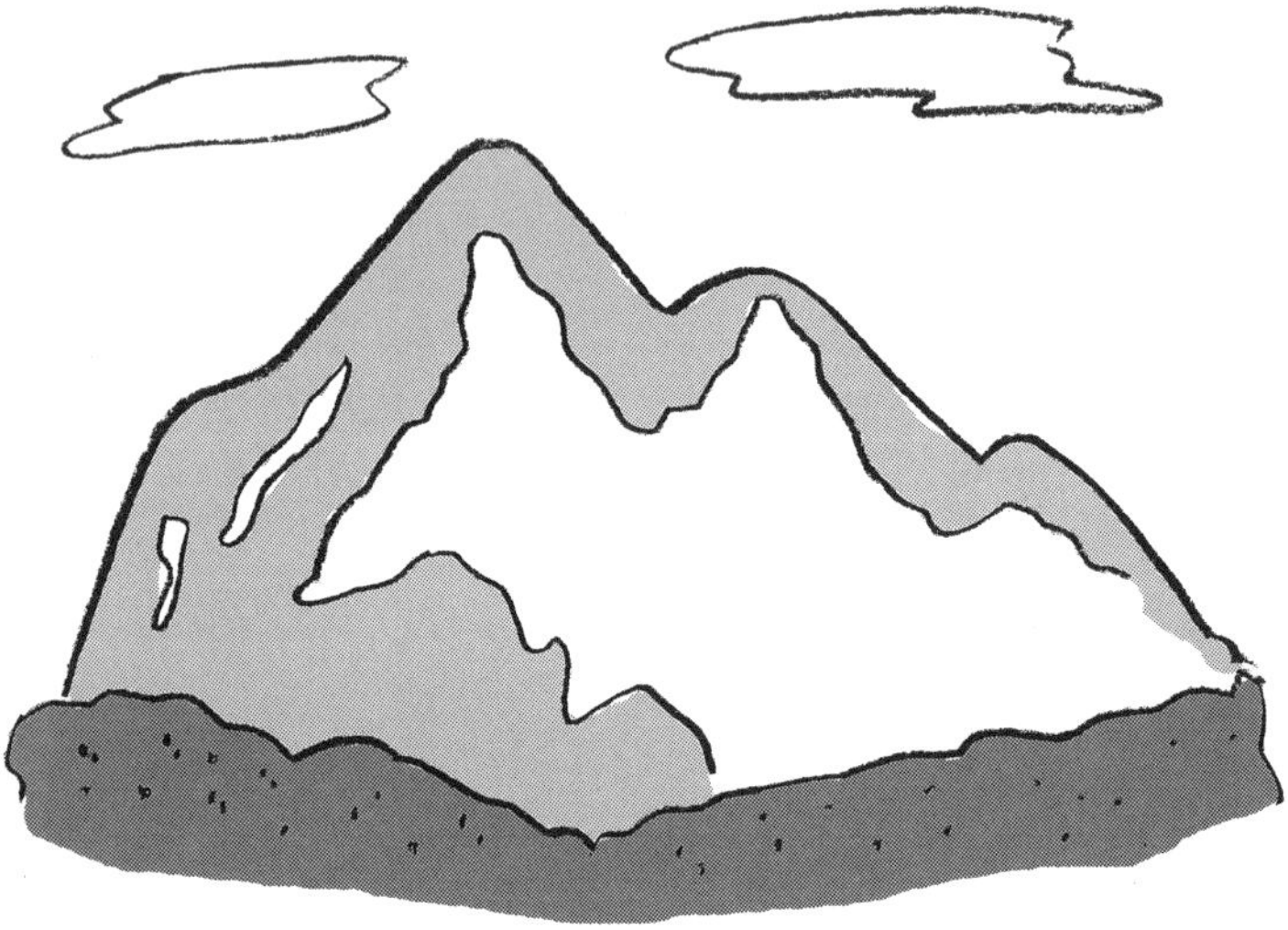

それについては、脳の働きと気温の関係に関する基礎的な実験があります。気温が下がっていくにつれて体が冷え、脳神経の活動が休息状態になることが、その実験で判明しました。つまり、体が冷えると脳神経の働きが低下し、脳自体が働かなくなって命の危険にさらされることになるのです。

体を冷やすことは免疫力の低下を招くばかりか、脳神経の活動を休止状態に追い込んで、ついには活動停止に至らせることさえあります。

命さえ奪いかねない体の冷え。健康に多大な影響を及ぼすことは想像にかたくありません。

恵まれた環境にいながら、冷えてしまう理由

今の子どもは昔よりもある意味、恵まれているといえるでしょう。着心地がよくて温かい洋服が着られ、室内はどこも暖房が行き届いて、栄養状態もとてもよいのです。それなのに、冷えている子どもが増えているのはなぜなのでしょうか。

1つには、恵まれている環境にあるために、かえって体が気温の変化に対応する力に乏しいことが考えられます。また、豊かな社会では、清涼飲料水やアイスクリームなどの子どもが好む飲み物や食べ物がすぐに手に入るために、そういった飲み物や食べ物ばかりをとりすぎてしまい、結果として栄養バランスが崩れ、体を冷やしてしまう……ということもあるでしょう。

さらに、携帯やスマホなどのゲームを子どもが手にできるのも、豊かな社会ゆえの恩恵です。子どもたちは深夜まで、光が点滅するゲームに興じます。光の点滅によっ

て刺激を受けた脳は、ゲームが終わったあとも興奮し続けて、ベッドに入ってもなかなか寝つけなくなります。睡眠不足もまた、体を冷やす大きな原因の1つなのです。これら冷えの原因となる衣服や食べ物、睡眠については、第3章以降に詳しく述べることにして、ここではあと1つの原因、ストレスについて考えたいと思います。

今の子どもたちは昔の子どもでは考えられないほどのストレスを抱えています。そして、このストレスは体を冷やす一大原因なのです。それはストレスがかかると、自律神経のバランスが崩れてしまうためです。

自律神経には交感神経と副交感神経の2種類があり、交感神経が運動時や仕事中などの緊張したときに活性化するのに対して、副交感神経は休息時などのリラックスしているときに活発に働きます。

相反するこの2つの神経は常にスイッチが入った状態にあり、どちらか一方だけが働くことはありません。いつも両方が働き、たがいにバランスをとり合いながら、わたしたちの体を守ってくれているのです。

静かな湖に浮かぶ小舟を想像していただくと、わかりやすいかもしれません――。湖面に浮かぶ小舟には交感神経と副交感神経が乗っています。風が吹いて波が立ったり、雨が降ったりすると、この2つの神経は小舟が転覆しないようにバランスをとります。相反する性格を持っているので、本当は仲が悪いのかもしれないけれど、転覆をまぬがれようと、力を合わせて頑張っているのです。この場合、波や風、雨がストレスにあたります。

ときには、台風がやってきて激しい風が吹き、大雨が降ることもあるでしょう。このような大きなストレスがやってくると、体はとにかく熱エネルギーを温存しようとします。熱エネルギーとは体の熱、体温を指します。体は熱エネルギーを逃がさないことで、とりあえず命を継続させよう、つなぎとめようとするわけです。この働きをするのが、交感神経です。

交感神経は命に関わる重要な組織や器官である内臓や脳に熱エネルギーを供給し続けることで、命を守り抜こうとします。そのためには、手足から逃げていく熱を極力減らさなければなりません。そこで、交感神経は末端の血管をきゅっと収縮させて、手足へ行く血液を最小限にとどめようとするのです。こうしてまず、手足の冷えが現れます。

このとき、交感神経は全身の汗腺《かんせん》もきゅっと絞って、汗が出ないようにもしています。汗が出ると、それが蒸発するときに皮膚の熱が奪われて、全身が冷えてしまうからです。

さらにストレスがかかると、交感神経が次に犠牲にするのは足首から太もも、お尻にかけての下半身です。そのため、手足に続いて下半身も冷えてきます。そして、さらなるストレスがかかると、今度は肝臓や腎臓、膵臓《すいぞう》といった重要な臓器が入っているお腹の周辺の血管を収縮させるため、お腹まで冷えてくるのです。

手足、下半身全体、そして、お腹……。冷えは、体の末端や下半身から徐々に上の方へ上がっていきます。命を守るための最後のとりでが心臓と肺、そして脳です。そのため交感神経は、末端や下半身などの体のパーツから順に犠牲にしていくのです。

お腹まで冷えている子どもも少なくない昨今、このことは最近の子どもたちがいかに大きなストレスを抱えながら生きているのかを物語っています。

ほんの小さな出来事であっても、人生経験が少ない子どもにとっては精神的にも、肉体的にもストレスとなります。さまざまなかたちで子どもの小さな体に覆いかぶさるストレスが、冷えを生む原因になっているのです。

冷えがストレスを生むこともある

ストレスと一言でお伝えしましたが、ストレスは精神的なストレスと肉体的なストレスの２種類に分けられます。

精神的なストレスは心をむしばみます。性格にも影響を与え、ときには子どもの心の成長を阻害することさえあります。精神的なストレスがきっかけで、心の病に発展していくことは少なくありません。精神的なストレスを軽くしてあげることで、子どもはまっすぐに育つようになるでしょう。

一方の肉体的なストレスは疲労につながります。肉体的なストレスがかかると、ぐったりと元気がなくなり、子どもの活動性は低下します。肉体的なストレスが重なり、体が疲労困憊《ひろうこんぱい》すれば、病気にかかる可能性が高くなります。肉体的なストレスを軽くしてあげることで、子どもは元気になっていきます。

それでは、これらの精神的なストレスと肉体的なストレスは、子どもの中で別々に起こるのでしょうか。答えはノーです。心と体はつながっています。精神にだけ、肉体にだけ、ストレスがかかることはありえません。

たとえば、風邪をひいたとします。風邪という病気にかかったとき、子どもの体は熱を出して、ぐったりします。これは肉体的なストレスがかかっている状態ですが、このとき子どもの心が元気ハツラツとしていることはまずありません。突然、泣きだしたり、どんよりとして、気力がなくなっているはずです。頑張りが利かないし、笑顔が絶えて、むっつりとして機嫌が悪いかもしれません。

このように、肉体的なストレスがかかっているときには、精神的なストレスも同時にかかっていると考えられます。同様にして精神的なストレスが、肉体的ストレスにつながることも多々あります。隣人の死などショックな出来事が起きたときに、体調を崩してしまうことは大人でもよくあるでしょう。

ストレスを日本語では「負担」と訳します。精神的ストレスは精神的な負担、肉体的ストレスは肉体的な負担と訳せます。体というのは繊細で、精神的な負担がかかっても肉体的な負担がかかっても、その影響は体全体に出てしまうのです。

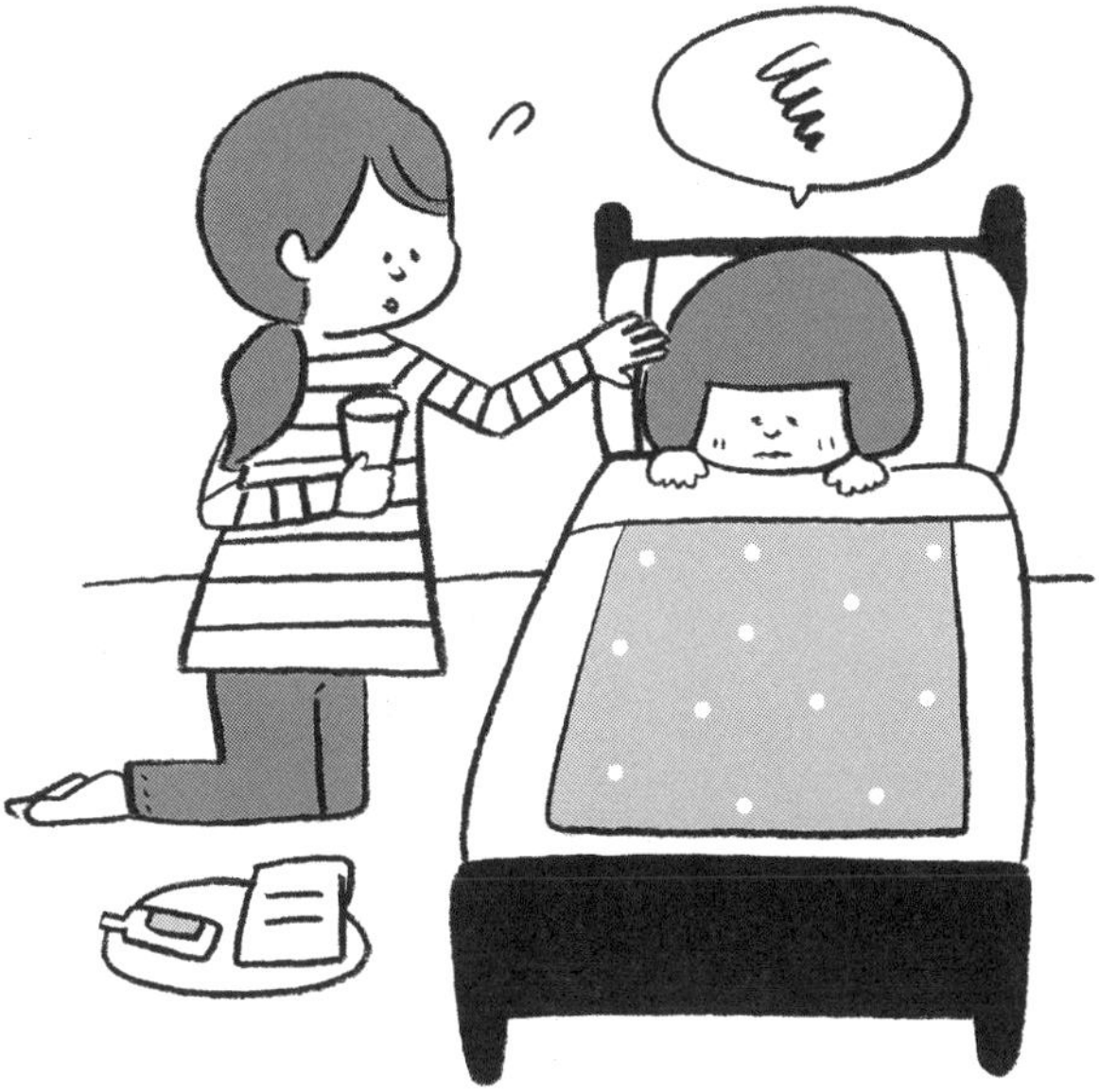

このように考えると、体の冷え自体が子どもの肉体的・精神的ストレスになることもわかります。命をも脅かしかねない冷えは、体にとって大きなストレスです。体が冷えているストレスフルな状態がずっと続けば、心もダメージを受けてしまいます。

そして、冷えによって生まれたストレスで自律神経が乱れ、さらに体が冷えていくという悪循環も発生するのです。冷えから生まれるストレスに悩まされないためにも、体を温めることは重要だといえるでしょう。

疲労困憊している現代の子どもたち

ここまで、子どもたちの冷えの大きな原因にストレスがあるということをお伝えしてきました。それでは現代の子どもたちはなぜ、体が冷えるほどにストレスを抱え込んでしまっているのでしょう。

わたしはインターネットの普及などによる情報化社会が大いに関係していると考えています。小さな子どもでもネットを検索すれば、世界中の動画が見られ、最先端のファッションも音楽も映画も全て知ることができます。目をそむけたくなるような生々しい事件も子どもたちの目に容赦《ようしゃ》なく飛び込んできます。

ネットばかりではありません。小さな頃から英語に接していたり、小学校へ上がる前にはすでに複数回の海外旅行を経験している子どもも珍しくはありません。わたし

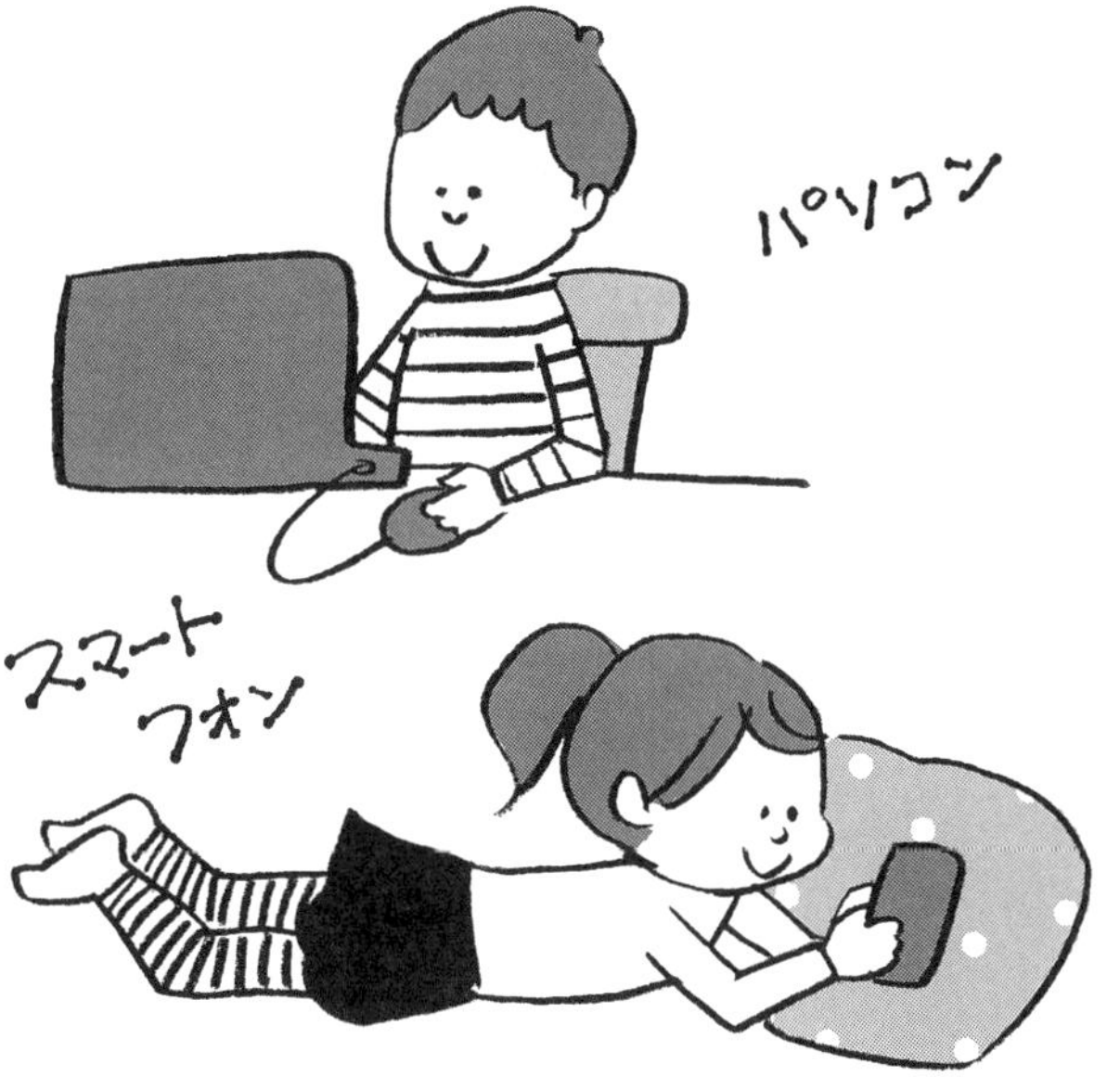

たちが子どもだった頃よりも、今の子どもの方がはるかに多くのことを知っていますし、しかも、それら多種雑多な大量の情報をいちはやく処理する能力にも長けています。

今の子どもたちは、昭和30年代、40年代の子どもの、ゆうに10倍を超える情報量を受けているはずです。いくら大量の情報を処理する能力に長けているとはいっても、これでは許容量をはるかに超えてしまっています。

ネットという無尽蔵《むじんぞう》の情報を有した世界から、あるいは、その生活スタイルから、許容量をはるかに超えた、大量の情報が日々頭の中に流れ込んでいれば、疲れないわけがありません。

子どもを疲れさせているのは、大量の情報ばかりではありません。いつの頃からか、子どもたちは大人顔負けの多忙な日々を送るようになっています。

英語教室にバレエ教室、ピアノレッスンにスイミングスクールなどと、幼い頃から2つも3つも習い事に通い、小学生になると学習塾なども加わり、中学生はさらに部活でも頑張らなくてはならなくなります。

よく、今の子どもはひ弱だという人がいますが、昔の子どもたちに比べてひ弱などということは決してありません。むしろ、今の子どもたちは大人顔負けの知識や情報量を持ち、昔の子どもよりも体格もいいのです。

しかし、街で見かける子どもたちのかなりの割合が、背中を丸めてトボトボと、まるで疲れたサラリーマンのように歩いています。

このような姿を見ても、許容量を超えた大量の情報にさらされ続け、しかも、多忙な日々を送っている子どもたちが、心も体も疲労困憊しているのは明らかでしょう。

そして、このような疲労困憊の状態が心にも体にも大きなストレスとなって、小さな子どもたちにのしかかっているのです。

子どもという小舟は今、湖面で強風にもまれながら、左右に激しく揺れているといえます。転覆しないように、交感神経と副交感神経が必死でバランスをとっているのです。

中でも交感神経は生命線である心臓や肺や脳を守るために、手足を、下半身を、そしてお腹の血管を次々に収縮させて、内部の熱エネルギーを外へ逃さないようにしています。

小さな子どもたちは自己防衛本能を必死に働かせ、ストレスから心と体を守るために、頑張っています。その結果、子どもの体に冷えが生じているのです。

冷えは遺伝ではなく、生活習慣から生まれる

冷えというと、遺伝による体質が関係していると思われる方もいるでしょう。体質も多少は関係しているでしょうが、冷えのほとんどが生活習慣によるものだと思われます。

ハリウッドの有名女優、アンジェリーナ・ジョリーが自分の家が乳ガンの家系だからと、乳房切除手術を受けたニュースは衝撃的でした。残念ながらアメリカ人の女性は遺伝学的に2人に1人の確率で乳ガンにかかりますので、彼女の決断にも納得させられる面はあります。

ところが、日本人では遺伝的にガン家系だといえる家系はわずかに数家系しかありません。実際に、全てのガンの原因を見てみると、遺伝に伴うガンの発生率もわずか5％にすぎないのです。

実は、日本人のガンでは遺伝的なものはごくわずかで、そのほとんどが、生活習慣が原因なのです。

たとえば、脂っこいものが好きな家庭、夜になると必ずおやつを食べる家庭、あまり運動をしない家庭など、その家にはその家の生活スタイルがあり、そういった生活習慣がガンの発生につながるわけです。

実は冷えもまたガン同様、その大半が生活習慣からきているのです。わかりやすい例でいうと、親が冷たいジュースを好んで飲めば、子どももジュースをよく飲むようになります。そのため親も、そして子どもも体が冷えだし、あたかも遺伝が原因のような印象を与えてしまうのです。

親の寝る時間が遅い家で、子どももその生活スタイルに合わせているようであれば、子どもの睡眠時間も短くなる可能性があります。睡眠の時間帯や睡眠時間も冷えと関係するので、このようなことによっても体は冷えてしまいます。

子どもは親の好みや生活スタイルなどの影響を強く受けて育ちます。親の生活習慣が体を冷やしやすいものであれば、当然、子どもの体も冷えやすくなるわけです。

けれど、体質よりも生活習慣が大きく作用しているのなら、その生活習慣を見直すことで子どもの冷えをとり、体を温めることも可能です。その結果、病気になりにくく、病気になっても軽く済むような、健康で元気いっぱいの子どもに育てることができるでしょう。

また、生活習慣を見直して子どもの冷えをとることは、将来子どもの体を健康に保つためにも、大切だといえます。子どもの頃の生活習慣は、大人になったときも変わらないことが多く、それが生活習慣病の原因になるからです。

子どもの頃に、「冷えない生活習慣」を身につけさせることで、将来の生活習慣病の予防もできるようになるのです。

第2章

子どもの冷えをとるために、知っておきたいこと

冷えをとったら、心と体が元気になった!

子どもの心と体の不調と冷えには、大きな関係がある。そう考える大きなきっかけとなったのが、当時小学3年生のAくんでした――。

Aくんは朝、体がだるくてベッドからなかなか起き上がれず、ほとんど毎日のように遅刻し、1時間目の授業が受けられない日々がほぼ1年間も続いていたといいます。真冬はもちろん、春先や秋口などの季節の変わり目にも必ず風邪をひき、いったん風邪をひくと1ヵ月近く治らないというのです。

どこか悪いのではないかと、ご両親はあちこちの大学病院などへ連れて行き、そしてその多くの病院で下された診断が、「自律神経失調症」。精神のバランスを崩していることが原因とされました。

ご両親はこの診断に納得がいかず、Aくんを連れてわたしのクリニックにおみえになりました。Ａくんは痩せていて、どことなく覇気がなく、声の小さな子でした。手を握ると氷のように冷たく、お腹に触れると、おへそのまわりがひんやりしています。わたしは「冷え」が原因に違いないと直感し、ＡくんとＡくんのご両親に体を冷やさないように指導しました。薄着をしないこと、冷たい水ではなくお湯を飲むこと、部屋の温度を調整することなどを伝えたのです。

１年間こうした指導を続けた結果、Ａくんは体重も増えて背も伸び、顔色もよくなりました。おまけに、とてもハキハキとしゃべるようになったではありませんか。１年前とは見違えるようで、目の前のＡくんは活発な小学生そのものでした。

わたしは手を握り、お腹にも触ってみました。どちらもぬくもりを感じられ、温かでした。Ａくんは朝も起きられるようになり、遅刻もしなくなり、その冬は風邪ひとつひかなかったそうです。

Ａくんは精神のバランスを崩したことが原因の自律神経失調症との診断でしたが、体を温めるだけで不調が治り、元気になったわけです。冷えをとり、体を温めることが、いかに大きな効果をもたらすかを、Ａくんがわたしに改めて教えてくれたのです。

体温が上がると、子どもの体は大きく変わる

体を温めることが体によいことは、昔のお年寄りはみんな知っていました。治療をする医者もそのことを大事にしていたようです。しかし、体温を上げることが体にどのように作用するかを科学的に解明できずにいたため、体を温めるということは西洋医学的にはほとんど重視されずにいました。

体温を上げることで体に起きるよい作用が科学的に解明される中で、冷えとりの重要性は再注目されています。

体を温めることで起こるよい作用の1つが、細胞の中の酵素が活性化することです。内臓も脳も血液もあらゆる組織や器官が細胞からできているのですから、それらの細胞の酵素が活性化されれば、全ての組織や器官も活性化され、心も体も元気になるは

ずです。

また、体を温めるとホルモンのバランスがよくなり、睡眠の質も向上することが判明しています。子どもの体を温めれば、成長ホルモンの分泌が促されて、背が伸びることも考えられますね。

中でも重要なのが、体を温めることで免疫機能が高まる点です。先ほど、外からの細菌やウイルスなど病原体から体を守る仕組みが免疫だといいましたが、免疫はそれ以外にも重要な役割をしています。細菌やウイルスなどの病原体がいつ侵入してきてもいいように、準備を整えているのです。

つまり、1匹でもウイルスが侵入してきたら、いつでも戦えるような状態に体を保っているわけです。ウイルスが攻め込んできても、準備が整っているから、すぐに攻撃を開始でき、風邪をひいても軽く済むのです。

そして最も大切な免疫機能は、毎日の生活の中で活躍する免疫です。体の中では秒単位でさまざまな有害物質がつくられています。これらの有害物質は肝臓や腎臓といった臓器を侵し、血管をむしばむなどして、糖尿病や高血圧、ガンをはじめ数多くの病気の原因にもなります。こういった有害物質によるトラブルを監視するのも、免疫の重要な役割なのです。

免疫のこれらの働きを整えるのに最も有効なのは、冷えをとって体を温めること。実際、常日頃から体温の高い人は免疫機能が整っていますから、風邪にかかっても早く治りますし、中には、気づかないうちに完治してしまう人もいるほどです。免疫を整えることで、糖尿病や高血圧、ガンにも、かかりづらくなります。

ところで、皆さんはメダカも風邪をひくことをご存じですか。メダカは風邪をひきそうになると、温かい水の方へ移動して体温を上げます。体を温めることが風邪から身を守ることになるのを、メダカたちは本能的に知っているのでしょうね。

冷えをとること、体を温めることは、お金もかからなければ手間もかかりません。おまけに副作用もありません。それでいて、子どもの病気や不調を予防し、治す効果はときに薬よりもはるかに高いのです。これはもう、やらない手はありません。

冷えをとることで、免疫力をよりよく育てられる

子どもの体を温めることは、免疫機能を高めるだけでなく、免疫力を育てるためにも効果を発揮します。

小さな赤ちゃんも免疫力を持っていますが、赤ちゃんの免疫力はまだまだ、さまざまな外敵と戦うには力不足です。そこで、赤ちゃんはお母さんから母乳を通して免疫力をもらいます。お母さんの初乳には、お母さんが経験の中から得たいろいろな免疫の力が詰まっているので、この初乳を飲むことで、赤ちゃんはお母さんの免疫を受け継ぐことができるのです。初乳を飲むことは赤ちゃんにとって、非常に大切な「教育」の1つといえるでしょう。

免疫力は胸の骨の裏側に位置する「胸腺」というところで育っていきます。胸腺は大人になるとほとんどわからなくなってしまう臓器です。この胸腺で、免疫の基本と

なる細胞が育っていくのです。

胸腺で生まれたこの免疫力はどんどん成長して、小学校に入る頃にはほぼ大人と同じぐらいまでに成長し、さらに中学校の頃には、大人の倍ぐらいまで活発になります。その後、徐々に減少していき、20歳頃にほぼできあがります。

つまり、子どもの免疫と大人の免疫には違いがあり、子どもの方が大人よりも免疫力が活発に働き、成長しているのです。生まれてから目にするもの、耳にするもの、全てを吸収する子どもたちは、免疫力についても同じように全てのものを吸収しようとしています。一生の間に出合う未知の外敵に負けない力をつけるために、小さな体で頑張っているわけです。

将来、立派な免疫力を身につけるために、よりよい環境で免疫を学ぶ必要があります。免疫にとってよい環境とはどのような環境でしょうか。それは、これまでにお伝えしてきたとおり、体が冷えていない状態です。体を温めることは、子どもの健康を一生を通して守ることにもつながります。免疫にとって、温かい体は最も生活しやすい環境だといえるでしょう。

子どもに「自分の体の守り方」を教えよう

さまざまなことにおいて経験の少ない子どもたちは、大人が当たり前だと思うことを知らなかったり、できなかったりします。特に今の子どもたちは生まれたときからずっと恵まれた環境の中にいるために、自分で自分の体を守るすべについてはほとんど知らないと考えてよいでしょう。そのため、親が教える必要があります。

物質的に豊かな現代では、発熱素材や冷感素材の洋服を着れば寒さ知らず、暑さ知らずの毎日です。また、冷暖房は家の中だけでなく、電車やバスにまで完備されています。

そのため「手をこすり合わせれば、あったかくなる」ということを、今の子どもの多くは知りません。これは寒い場所にいる時間が短く、すぐにエアコンの効いた室内に入れることが多いからです。寒ければセーターを着込めばいい、ということを知らない子どももいます。セーターを着るかわりに、エアコンのスイッチを入れるのが普通だからでしょう。

食事もたいていの子どもが1日3食、お腹いっぱいになるまで食べられますし、雨露がしのげて、いい睡眠がとれる家もあります。

このように快適至極な暮らしの中では、まわりの環境が自分に合わせてくれているので、わざわざ自分を環境に合わせる努力は必要ないし、そのための知恵を身につける機会も奪われています。こうして、子どもたちは環境の変化に対応する方法を知らないまま大きくなってしまうのです。

今の子どもたちは、色のバランスなどファッションはわかるかもしれません。でも、洋服が体温をコントロールするためのものだということは、あまりわかっていません。おいしいもの、珍しい食べ物は知っていても、体にいいものや悪いものについてはうといのです。だから、冬でもアイスクリームを平気で食べて、一気にお腹を冷やしてしまいます。徹夜がダメなのは知っていても、睡眠の意味や睡眠時間が体に与える影響を知らない子も多いでしょう。わかっていないから夜更かしをして、授業中に居眠りをしてしまうのです。

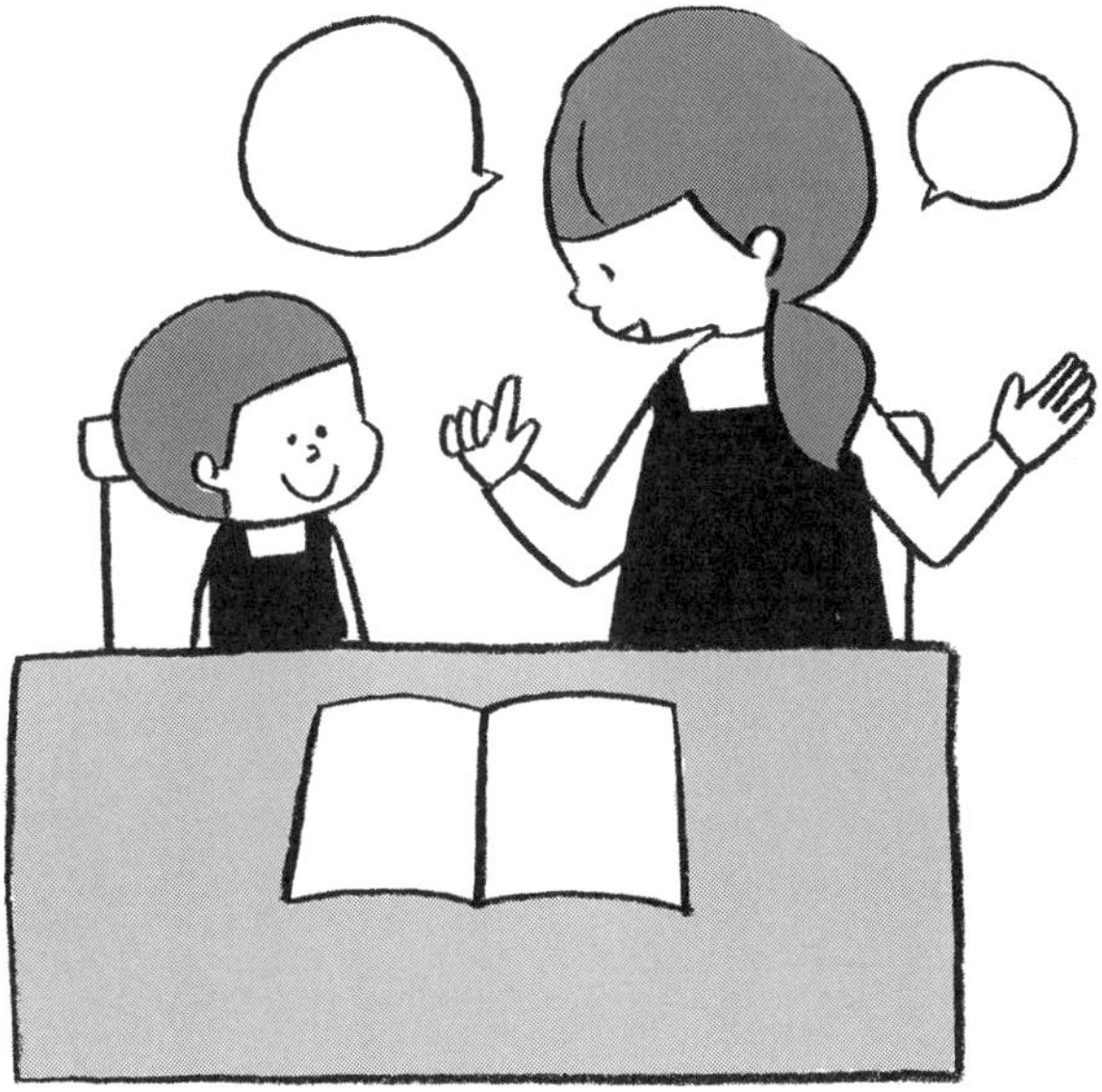

小さな頃から情報に囲まれている子どもたちは、いろいろなことを知っているつもりでいます。親も教えるまでもなく、子どもは知っているだろうと思っていることも少なくありません。でも、本当は知らないことがほとんどだといっても過言ではないのです。快適な環境に暮らしていてそのようなことを考える機会がなく、さらに、はっきりと言葉で教えられていなければ、わからないことの方が多いでしょう。

よくいわれるように、昔は近所の人たちとの横のつながりがありました。年上の子どもを見て「あっ、手をこすり合わせればいいんだ」「手にハーッと息を吹きかければいいんだ」と、自然に知恵がついたものです。ちょっと口うるさいおばさんが「夜更かしはダメだよ、背が伸びないよ」と、声をかけたりもしました。

でも、今はマンション暮らしだったりすれば、隣の人の顔さえほとんど見ることがないし、一戸建てでも近所づきあいはあまりないように思います。地域の横のつながりが失われて久しい、そのため、こういった地域の人とのふれあいの中で得る情報から、隔絶されてしまっている子どもたちが多いのです。

だからこそ、親は「体を守るために大切なこと」を子どもに教える必要があります。体を冷やさないためにはどうしたらよいのかといったこと、健康を維持するために食べるべきもの、よく寝ることの大切さなど、自分の体を守るすべを教えることが、今の子どもたちを健康に育てるためには不可欠なのです。

子どもの頃に身につけた生活習慣は、将来の健康を約束してくれる大切な手形になります。しっかりした生活習慣を身につけていれば、命に関わるような大きな問題になる前に、自分の体の変化や不調に気づけるのです。正しい生活習慣という礎が大人になったときにも、元気で健康な毎日を過ごす力になってくれます。

日々の小さな心がけが、子どもの健康につながる

子どもに教える一方で、子どもの異変にいち早く気づくのも親の役目です。ところが、これはそうたやすいことではありません。小学校高学年以降にもなれば、自分の不調をなんとなく言葉にすることができるようになりますが、幼い子どもは具合が悪くても、そのことを大人たちに言葉で的確に伝えられません。

頭が重たくてだるくても、その状態を頭が重たい、だるいという言葉で表現できないわけです。

また、大人なら頭が重くて喉も痛いとなれば、風邪をひきそうだということが経験からわかりますが、その経験がない幼い子どもでは頭が痛くても、喉がいがらっぽくても、それが風邪に結びつきません。そして気づかないまま寒空のもと、薄着で遊び回って、その夜、突然、高熱を出したりして、親を死ぬほど心配させるわけです。

子どもも自分の病気に気づけない、気づいていても言葉で伝えられない、親も子どもが何もいってくれないから、気づけない……。その時点ではすでに、子どもの体は病気に侵されているかもしれません。そうなる前に少しでも早く異変に気づいて対処すれば、それだけ大事にならずに済む可能性が高くなるでしょう。

そのためには、日頃から子どもの生活にいつもと違う点がないかどうかを見ることが大切です。要するに子どもが朝起きて、ごはんを食べて、トイレに行って、夜寝るまでの日々の様子を少しだけ意識して観察するのです。

ちょっと朝寝坊したり、ベッドから起きる動作が鈍かったりすれば体がだるいのかもしれません。朝ごはんの量はどうでしょう。まずそうにいやいや食べていませんか。食欲がなかったり、食事をおいしく感じられないようなら、これも不調のサインになります。

おしっこの量が少なかったり、下痢や便秘をしたりしているのも、体調を崩しかけているときによく現れる症状です。幼稚園や小学校低学年の子どもには、「おしっこ、ちゃんと出た？ ウンチはどうだった？」と、声をかけるようにしましょう。「いいウンチだった！」などと陽気に教えてくれれば、ひとまず安心です。

洋服を着替えさせるときに「寒くない？」と、毎朝たずねるようにすれば、子どもの答え方で、寒さの感じ方に違いがあることに気づくかもしれません。

また、遊びも子どもの生活に含まれます。そして遊んでいる姿を見るのも、子どもの健康状態を知るのにはもってこいです。具合が悪いときには遊んでいても、笑顔がいつもより少なくて、顔色が悪いはずです。どこが悪いかはわからなくても、どこかが悪いことはわかります。逆に、頬を赤く染めて笑顔いっぱいで走り回っていれば、まず心配はありません。

程度は異なりますが、子どもの日々の様子を意識的に確認することは、子どもがある程度大きくなってからも重要です。食事のときの様子、便通、睡眠時間など、どこかにいつもと違うところがないか確認することで、子どもの心と体の変化や不調にいち早く気づくことができるでしょう。

医師も実践する「手当て」で、子どもの異変に気づく方法

子どもの様子を見るために、もう1つ大切なことがあります。それは「自分の手で子どもの体に触れること」です。

医療の世界でも、患者さんを治すときに大切なのは「手当て」だといわれます。手をあててごらんなさい、いろいろなことがわかってきますよ、と。診察のとき、パソコンの画面ばかり見ていないで、手で患者さんの肌に触れることで医者が多くの情報を得られるように、親も子どもに対して毎日、手当てをしてあげなくてはいけません。必ず肌に触れて、そして声をかけてください。

声をかけることで親子の心が通い合い、幼い言葉ながらも、体調についての情報を提供してくれるでしょう。

外で働いているお母さんやお父さんは忙しくて、なかなか目が届かない面もあるで

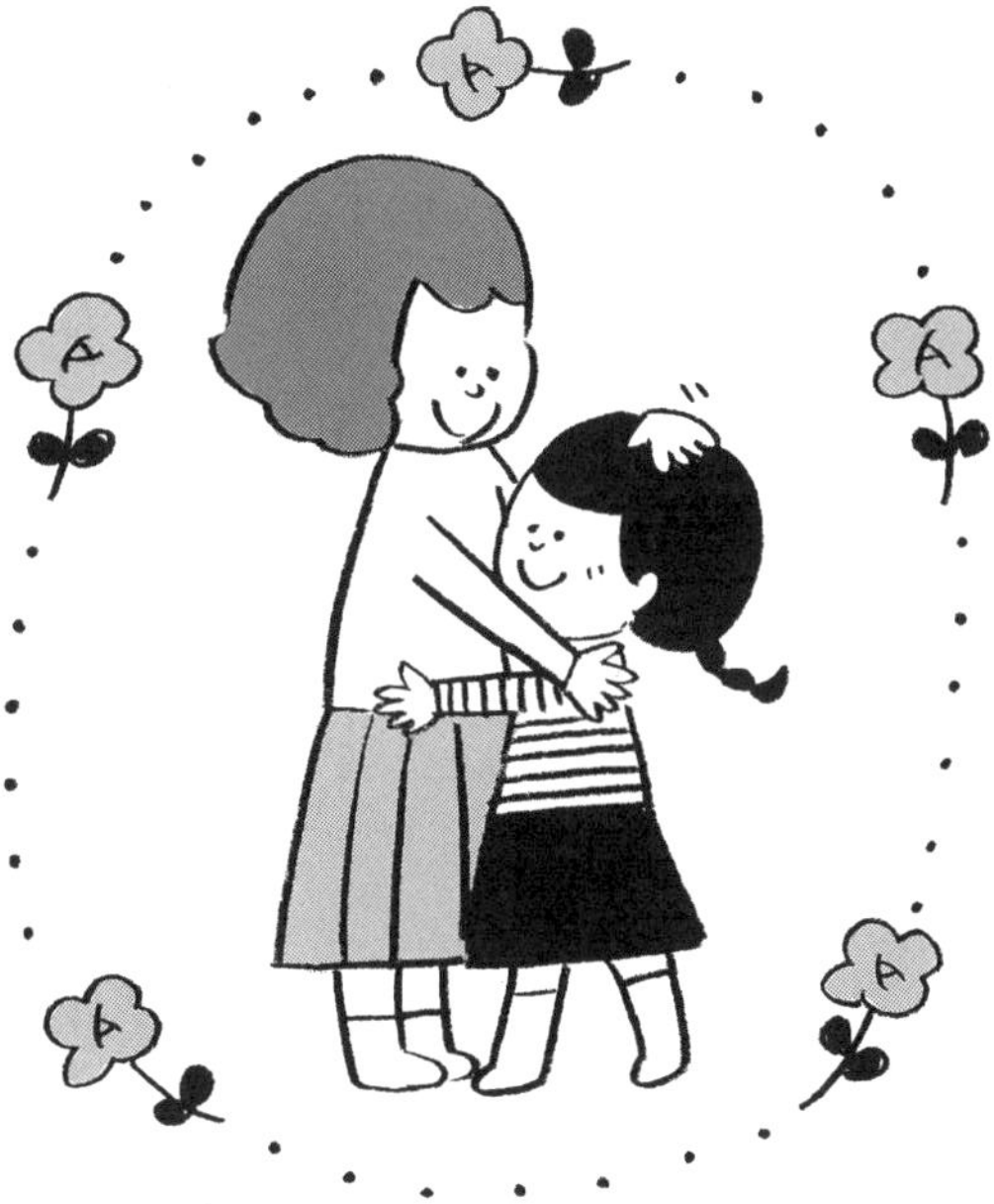

しょう。子どもの生活をしっかり観察する余裕がないかもしれません。

でも1日1回子どもに触れるだけで、必要な情報は得られますから安心してください。

昼間忙しくて、子どもと接することができない親でも、1日1回、子どもの肌に触れることは、ほんの短い時間でできます。

たとえば夜、仕事から帰ってきたとき、すでに子どもは夢の世界にいるかもしれません。そんなときは、わざわざ子どもを起こす必要はありません。そっと静かに寝ている子どもの頭をなでて、手を握って、膝や背中やお腹に触り、さするのです。

1日1回、子どもの肌に触れる簡単なスキンシップだけで、自分の大切な子どもの体の変化に気づけるようになります。スキンシップで得られる情報量は、大変なものなのです。

このとき、さらに注目するポイントとして重要なのが「冷えているかどうか」です。子どものあらゆる不調は冷えから始まるのですから、これさえチェックできれば大きな間違いはありません。

すでにお話ししたように、なんらかの不調があれば、体の中の熱エネルギーを外へ逃がさないように、真っ先に末端の手足の血管が収縮します。血管が収縮すれば血流が減りますので、手足が冷えてくるわけです。その次に下半身全体が冷え、ついには、お腹まで冷えてくるのでしたね。

親の手で子どもの肌に触れ、冷えがあるかどうか、冷えている場所がどこなのか、前の晩よりも体温が高いのか低いのかなどを感じとりましょう。

体温計など必要ありません。体温計よりも子どもの肌にじかに毎日、触れているお母さんの手の方が、子どもの日々の体温変化をずっと敏感に、そして正確に感じとることができます。

もちろん、子どもの生活を観察する余裕のある親御さんも、1日1回は必ず声をかけ、子どもの目を見ながら、頭をなでて、手を握って、膝や背中やお腹に触りましょう。このことは親だからこそできることであり、さらには親にしかできないことなのです。

自分の手の感覚を信じて、子どもの体が冷えているかどうかを判断してください。そして、冷えていると感じたら、冷えとりのために温かな飲み物を飲ませたり、布団を1枚多くかけてあげたりといった対処をしましょう。

そうすることで、免疫力を高められ、ひきかけの風邪などの病気や不調があっても、その日のうちに治すことができるかもしれません。

「冷えとり」は、子どものストレス解消にも大きな力を発揮する

ストレスは冷えを引き起こし、冷えは免疫力を低下させて、さまざまな病気や不調の引き金となります。ですから、子どもたちがストレスをためているようなら、少しでも早くそれに気づいて、解決してあげたいものです。

ところが、ここでも言葉の壁があります。つまり、小さな子どもが心や体の不調を言葉に表せないように、少なくとも幼稚園児や小学校低学年の子どもたちは、自分の抱えているストレスについてもうまく表現できません。それ以前にストレスなるものがこの世に存在していることすら、わかっていないこともあるのです。

けれど、ストレスの存在やストレスがかかっているのがどのような状態かをわかっていなくても、あるいは、それを言葉で表現できなくても、いやなことやつらいことに遭遇してストレスを感じる点では、子どもも大人となんら変わりません。言葉で伝

えられないだけなのです。子どもたちはストレスを感じたとき、心の中のそのイライラをなんとか大人へ伝えようと、子どもなりにさまざまな方法を試みています。

たとえば、爪を噛《か》んだり、貧乏ゆすりをしたり、舌を鳴らしたりしますし、突然熱を出したり、お腹が痛くなったりするのも、ストレスに押しつぶされそうだという、子どもからのサインです。

また、身近なものにあたるというのは、大人も子どもも人間以外の動物も同じです。いら立たしさやうつうつとした気分を自分ではどうすることもできなかったときの、生きものとしての共通の反応だと考えられます。おもちゃを床に投げたり、飼っているペットに悪態をついたり、母親にわけもなく駄々をこねたりといった行動が目立つようなら、おそらくストレスがたまっているのでしょう。

小さなストレスがきっかけで、登校拒否やひきこもり、うつ病などになってしまう子どももいます。大切なことは、大人と同じように子どもにもストレスはあり、ストレスがあればストレス特有の行動に出ることを知ることです。子どもが出しているストレスのサインに一刻も早く気づいてあげましょう。

では、ストレスのサインに気づいたあと、親ができることはあるのでしょうか。

親がストレスのサインに気づいたときは、まずは目を見て子どもの肌に触れてあげましょう。言葉はいりません。ただ、子どもの目を見つめ、そして、ゆっくりと頭をなでて、手を握って、膝に触り、背中やお腹をさするのです。子どもが寝ている間でもかまいません。毎日、スキンシップをすることで、子どものストレスは徐々に消えていきます。

ストレスがたまっていることを、子どもの行動や様子で気づいてやり、スキンシップを行ったあとは、ストレスによって冷えているはずの子どもの体を、衣服や食事や睡眠などに心を配ることで温めましょう。これは、子どもの抱えるストレスを和らげるのに大いに役立つのです。温めることで、リラックス時に優位となる副交感神経が活発に働きだすため、ストレスの解消につながります。

ストレスが和らげば免疫力も高まりますので、子どもはすぐに元気になって、ストレスに対処できるだけの心と体の状態をとり戻すことでしょう。

目指すのは１００点満点ではなく、ほどほどの70点

今の子どもたちがストレスにさらされているとしたら、親の方もそれは同じです。疲れきって仕事から帰っても、夕飯の支度やその後の片づけもあります。そのうえ、子どもの面倒も見なければなりません。やることが多すぎて、そのストレスで心身ともに疲れ果てている日もあるでしょう。

外で働いていなくても、家という閉じられた空間で子どもと２人だけで毎日を過ごしていれば、それも少なからずストレスになるはずです。

このように親がストレスを抱えていると、そのことが子どもへのストレスになってしまう可能性があります。親がストレスをため込まないためにはどうしたらよいのか。順を追ってお話ししていきましょう。

子どもが相手の場合に感じるストレスは一種独特です。ふだんはかわいいばかりで

すが、ときに大人の理解を超えた行動に出るのが子どもです。走っては転び、高いところから飛び降りて、いつも肘や膝に怪我をしています。何度注意しても、食べすぎたり、冷たいものを飲みすぎてお腹を壊すし、電車の中で大きな声で叫んだり、突然、歌いだしたりもします。

親に余裕があるときなら、子どものこういった行動にも対処できるでしょう。けれど、家事に疲れ、仕事でいらついているときには特に、子どもの行動が理解しがたく感じられ、寝不足で疲れているときなどに子どもの声が耳の奥まで強く響くと、ヒステリーのひとつも起こしそうになります。

このような行動に出る子どもにひどく腹が立つのは、心のどこかで子どもを自分の分身として捉えているからかもしれません。「わたしの分身なのだから、わたしのことがわかって当たり前」という気持ちが前提にあるわけです。

すると、わたしがこんなに疲れていることがわかっているでしょ、なのに、なぜあなたは大声で泣くの、なぜあなたはちゃんとごはんを食べないの……となってしまいがちです。こんなとき、分身だからわかって当たり前、ではなく、少しだけ距離を置いて子どもを眺めてみてはどうでしょう。すると「ああ、わたしが疲れていることが子どもにはわからないときもあるよね」という気持ちになれて、イライラも少し和らぐかもしれません。

そして、それ以上に大切なのは「頑張りすぎないこと」です。

親は子どものことをこの世で一番大切だと思っていますので、子どもに大きな負担をかけないようにしよう、子どもを守ってあげよう、という気持ちが非常に強くなります。だから、多少疲れていても、多少イライラしていても、無理して子どものために頑張ろうとし、また、努力しすぎてしまうのです。

子どものためによくしてあげようと思えば思うほど、自分にどんどん負担をかけていってしまい、追いつめられていき、ついには、子どもに対して過剰反応を起こして、子どものちょっとしたしぐさや、ちょっとした言葉にも傷ついてしまうことも珍しくありません。その結果、子どもにあたってしまうのでは、本末転倒です。

子どもの体を温めるときでも、頑張りすぎないこと、やりすぎないことは重要です。体を冷やさないためには服装や食事や睡眠に気を配ることが必要になります。その全てが100%できれば理想でしょう。でも、小学校のときに100点以外とったことのない人なんていないはずですし、全部１００点をとろうなどと考えたこともないはずです。なのに子どものためなら、全て１００％こなそう、こなさなければ親として失格だなどと思いつめて、やりすぎてしまうのです。

親が子どものためにやりすぎることで疲れてしまい「こんなに一生懸命やっているのに、なぜわかってくれないの」とストレスをためれば、子どもは親のストレスを敏感に感じとります。そして、それが子どもの心を傷つけてしまう可能性もあるのです。

１００点は目指さず、ほどほどの70点あたりを目指して、子どもの生活環境を整えてあげるようにしましょう。たとえば、子どもの体を冷やさないようにしたいなら、服装、食事、睡眠のどれか1つに的を絞って頑張り、あとの2つはほどほどのところで手を打つ気持ちでやれば、ちょうどいいのではないでしょうか。

完璧な親を目指すよりも、少々至らないところがあっても、子育てを楽しむ方が、結局は子どもの体も、親の体も冷やさないで済むことになるはずです。

「やりすぎ」が、子どもの免疫力を低下させる

子どもの健康によいことでも、完璧を目指してやりすぎるのはよくない――。これは、免疫力についても同じです。子どもを守ろうとするあまり、過保護にしてしまうことで、子どもの免疫力がうまく育たないことがあるのです。特に過度な清潔志向は、子どもが免疫力を育てる妨げになる可能性があります。

予防接種でワクチンを打つのは、免疫をつけるためです。人は一度かかった感染症には、かからないようになる免疫を持っています。予防接種はその力を使って免疫力をつける方法の1つです。いろいろな種類の予防接種が必要なのは、それだけたくさんの命に関わる感染症があることを意味しています。どの予防接種も、子どもの健康を守るために必要なものです。

同様に子どもたちは毎日の生活の中で、さまざまな感染症に出合います。感染症の

原因は、ウイルス・細菌などの一般的にバイ菌と呼ばれているものや、真菌などのカビ、そしていまだわかっていない病原体……といくつもあり、その正確な数はわかっていません。子どもたちをどんなに清潔に保っても、感染を予防しようとしても、感染症から逃れることは不可能なわけです。だからこそ、感染症に負けないように、免疫力を強くしなければなりません。

免疫を強くするためには、2つの方法があります。1つは免疫力を上げること。もう1つは免疫力を鍛えることです。まず、免疫力を上げるためには、体力をつけないといけません。体力とは、元気さや健康さと言い換えられます。元気で健康な体でいるためには、まず、体を温めることから始めるとよいでしょう。

次に免疫力を鍛えるためには、いろいろな感染症に出合うことが大事です。その第一歩が、幼稚園や保育園での集団生活になります。違った環境で育った友達と一緒の時間を過ごすことで、いろいろな感染症にも出合うことになります。これで免疫が鍛えられるのです。バスや電車に乗ったり、人混みの中に入ったりすることも、免疫を鍛えるよいチャンス。子どもの将来を考えると、過度に神経質になって感染予防をすることが、逆効果になる場合がありますので注意してください。

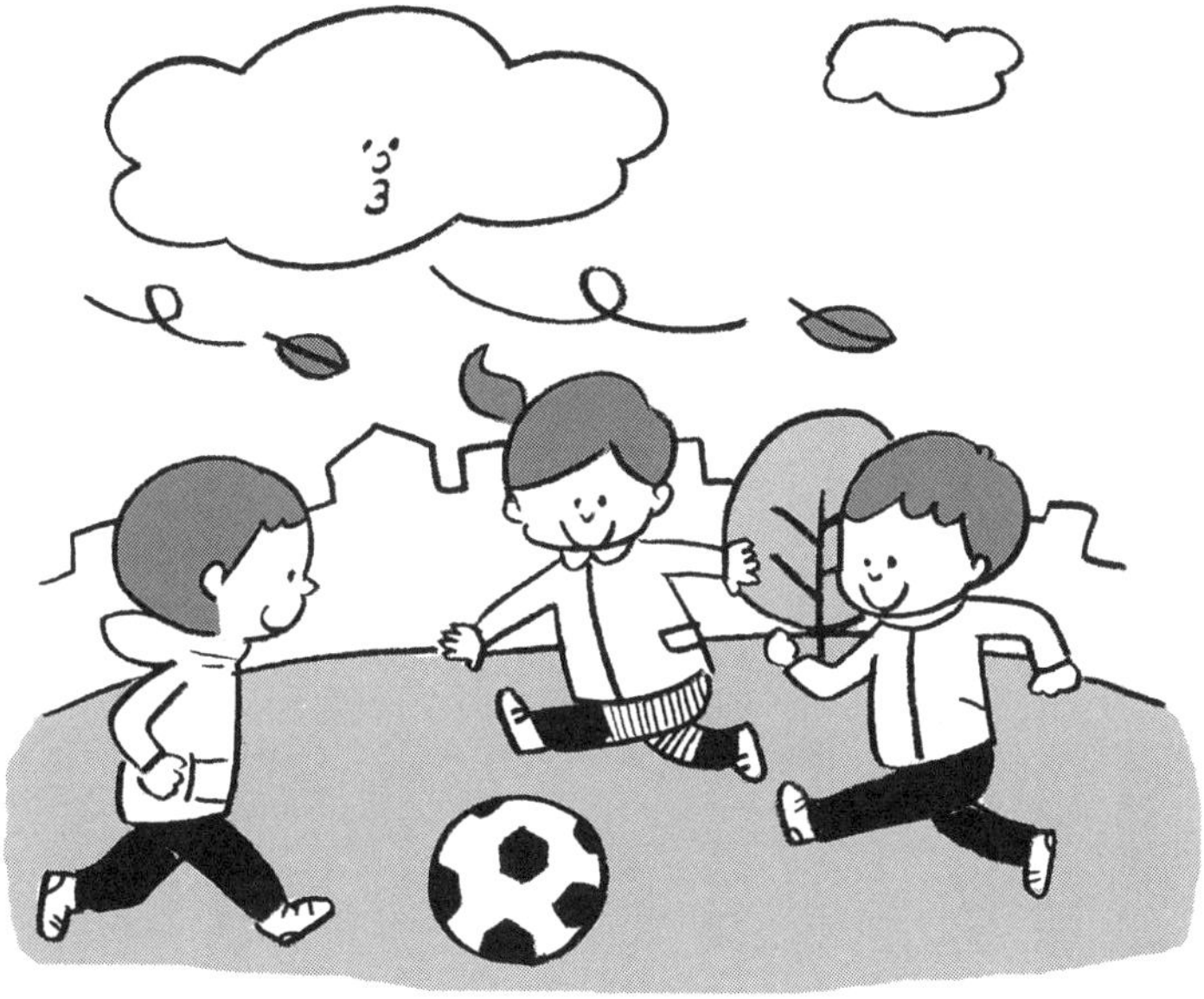

「子どもは風の子」といいます。風の吹く中へ出ていって、いろいろなストレスが加わる環境の中でさまざまなことを学ぶ必要があるのです。たまには怪我をすることもあるでしょう。骨を折るかもしれません。そういった経験を通じて、これ以上やったら危ないぞ、という限界を少しずつ学んでいくわけです。

風の吹く中でさまざまな経験をすることで、子どもは生きる知恵をたくさん身につけて、心身ともにストレスに強くなっていきます。これが、交感神経と副交感神経のバランスのとり方がうまくなるということです。それはこげなかったブランコに、上手に乗れるようになることに似ています。

子どもは自然の中で学び、集団の中で学び、いろいろな人と交わりながら学んでいくのです。親が過保護で、子どもに学ぶ経験を持たせないまま大きくなれば、突然の台風にどう対処していいかわかりません。交感神経と副交感神経は上手にバランスがとれないまま、湖の小舟は転覆してしまうでしょう。

将来大人になると、さまざまなストレスの中で生きていくことになります。ストレスに強い大人になるためにも、子どもの頃からいろいろなことを学ばせることがとても大切です。百獣の王ライオンが、我が子を崖から突き落とすように、ときには、あえて危険な状態にさらすことも必要でしょう。その中でも、親は子どもの命だけは守らなければなりません。そこだけにはちゃんとしたセーフティネットをつくっておくことが、親の責任です。

バイ菌に負けない免疫の力をつけるためには、健康な体でなければなりません。風の中に出ていって、さまざまなことを学ぶには、そのための体力や気力が必要となります。親にできることは、子どもの体が冷えないように、衣食住を整え、体力と気力のある健康な子どもの体づくりの手助けをすることなのです。

子どもの体の温め方は、年齢によって変わる

子どもと一言でいっても、幼稚園児、小学生、中学生と年齢によって、心も体も大きく変化します。

わたしたち大人と違い、子どもの体は成長過程にあるため、未発達の部分が多く、親も苦労することが多いでしょう。何しろ3000g前後で生まれた子どもが、3ヶ月で約6000gとなり、1年で約1万gを超えるのです。さらに、6歳（小学校1年生）では約2万g、12歳（中学校1年生）では約4万gを超えてしまいます。つまり、12年で13倍の重さになる計算です。これは、平均的な大人が12年で象ぐらいの大きさになるのとほぼ同じだといえます。

子どもの体の変化は、大人が考えている以上に大きいものだといえるでしょう。変化しているのは、体だけではありません。子どもの心も大きく変化しているのです。

このように大きな変化を遂げるのが子どもである以上、親は各年齢層の子どもの心や体の状態や特徴を知ったうえで、子どもの生活環境を整える必要があります。

幼稚園の子どもたちは、まだ心も体も未成熟です。成長のスピードも速く、周囲の大人も、その変化についていくのが難しいと思います。

幼い子どもたちは、筋肉も皮下脂肪もまだ未発達なため、熱をうまく蓄えることができません。そのため「熱しやすく、冷めやすい」状態にあります。つまり、少し体を動かすとすぐに汗をかくほど熱くなりますが、30分もすると体温が下がり、体が冷えてしまうのです。このため温度調節が難しく、服を着せたり脱がせたりを頻繁に繰り返す必要があります。

また、幼稚園の子どもたちはまだ、自分の体調の変化をうまく言葉で伝えることができません。泣いている子どもはお腹が空いているのかもしれない、頭が痛いのかもしれない、あるいは、熱があるのかもしれません。まだ、コミュニケーションがうまくできない子どもたちにとって、自分の体の変化を感じてはいても、どうやって言葉で伝えたらいいかわからないのです。

幼稚園児では親は子どもから言葉による情報を多くは得られませんから、子どもの様子や状態に常日頃から注意を払い、観察することが大切になります。目を見て声をかけ、スキンシップを心がけるようにしましょう。

小学生の子どもたちは少しずつ、大人の体に近づいてきます。言葉も発達し、自分の心と体の状態を伝えることができるようになります。体は大人と同じように、筋肉も皮下脂肪もついてきますので、熱を蓄えることができるようになってきていますが、まだ、大人と同じ状態までには成長していません。やはり、服をうまく使って温度調節をする必要があります。小学校に通うようになると、授業や友だちとの会話などから、体調の変化を表現する方法を学ぶようになり、自分の体調の変化も伝えることができるようになります。しかし、心の微妙な変化などについては、まだ、うまく表現できないことが多いようです。

そこで、小学生になったら、親は子どもの話によく耳を傾け、そのうえで子どもが言葉で表現できない気持ちや感情についても、考えてあげる必要があるでしょう。目を見て声をかけ、スキンシップを心がける必要があります。

中学生になると、十分にコミュニケーションがとれるようになっていますので、子どもは自分の体調について言葉でしっかりと伝えることができます。しかし、知識と経験はまだまだ不足しています。間違った判断や行動をとってしまうこともあるので注意が必要です。

中学生に対してはあまりこまごまと口を挟まずに、黙って見守っているのがよいでしょう。ただし、子どもが間違った判断をしそうになったときに、すぐに気づいて注意できるように、見守る目は常に大きく見開いておくべきです。中学生に対しても、できるかぎり、声をかけたり、スキンシップを心がけるようにしましょう。

また、生活の基本は衣食住であり、子どもの体を冷やさないために親のするべきことは、この衣食住を整えることです。これはどの年齢層の子どもに対しても変わりません。しかし、頑張って完璧にこなそうとすればするほど、親も子どもも、ストレスをためることになるのでやりすぎは禁物です。

そこでわたしがおすすめするのが、幼稚園児、小学生、中学生ごとに、ポイントを

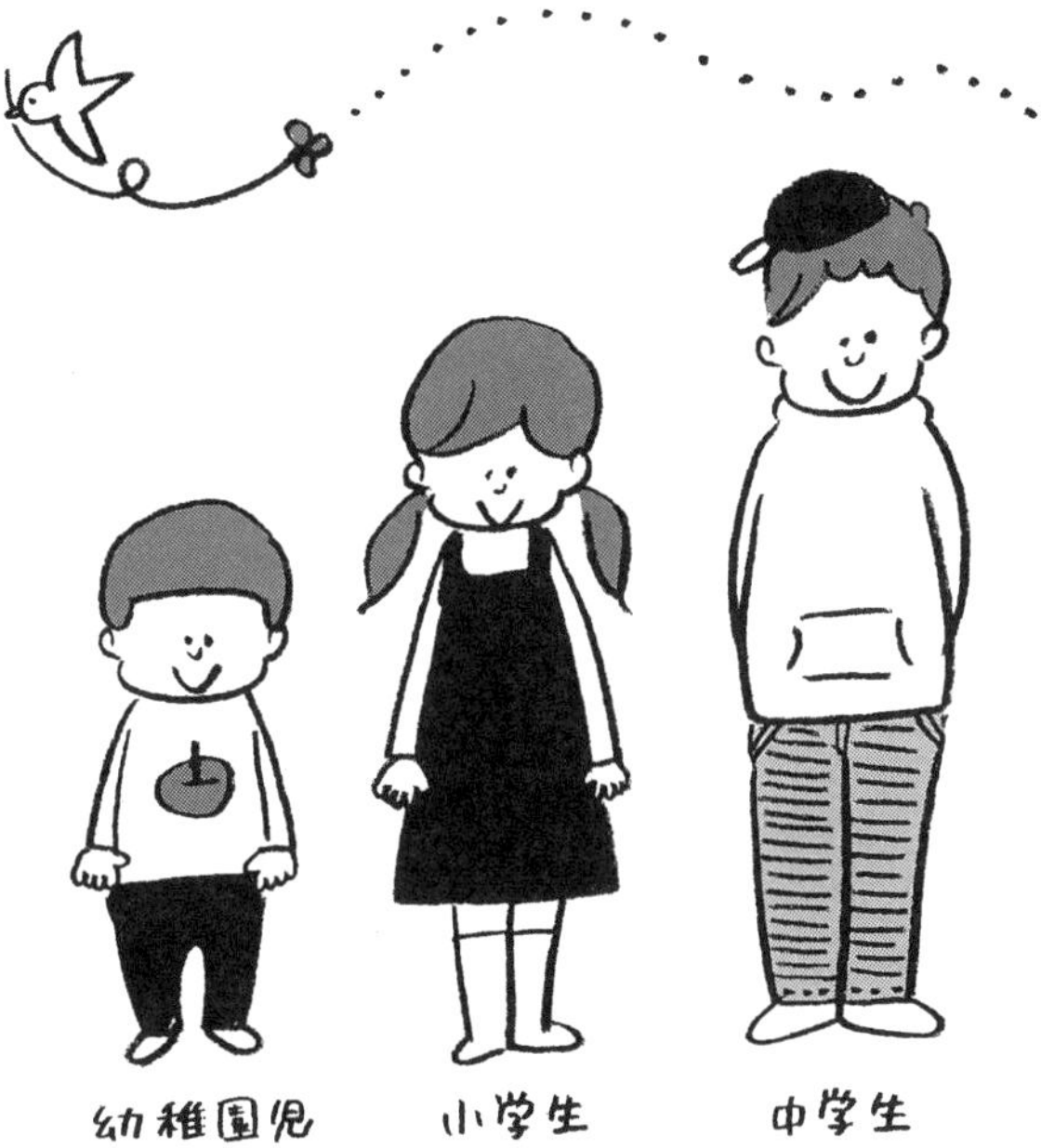

押さえながら、冷えとりを行う方法です。ほかのことについても、もちろん気を使いますが、特に押さえるべきポイントに心を配るようにしてみてください。

幼稚園児の場合は、心も体もいまだ未完成で、小さな体はすぐに温まる一方で、あっという間に冷えてしまいます。そこで、「消化管を温めること」と「服装」に重点を置いて、体を温めます。

小学校に上がる頃には、幼稚園児とは違って、しっかり噛むことができ、量も多く食べられるようになりますので、生涯を通じて重要となる「腸内細菌のバランスを整える」ための学習が可能になります。そこで、「食事」に重点を置き、体を温めるのがよいでしょう。腸内細菌のバランスを整える食べ方について、小学生の頃からしっかりと学習することは一生の宝となります。どのような食品であれ、腸内細菌が活躍して、うまく消化されることではじめて、体にとって大切なエネルギーになるのです。

思春期を迎え、心も体も激しい変化にさらされるのが中学生です。そのストレスに立ち向かう力を蓄えるために最も重要なのが「睡眠」です。睡眠を通して、体を温める方法を学ぶとよいでしょう。子どもたちが質のよい、深い眠りがとれるようにするために、親ができることはいくつもあります。

第3章からは、子どもの体をどうやって温めるべきか、幼稚園児、小学生、中学生と個別にお伝えしていきます。生活の中で実践できる具体的な方法をお伝えしますので、ぜひ参考にしてください。

第3章

幼稚園児の心と体の温め方

幼い子どもの体は、大人よりも冷えやすい

幼稚園児といえば年少さんが3歳、年長さんで5歳です。一般的に、生後28日までを新生児、生後1歳までを乳児、生後6歳までを幼児といいます。幼稚園児はちょうど幼児の時期にあたるわけです。まだとても幼くて、全てが未発達。骨や筋肉、内臓もいまだ未熟で、免疫機能も十分に発達していません。医学的に見ると、肉体的にも精神的にも発達途上にあるといえます。

幼稚園や保育園に通うようになる頃は、身のまわりのことが少しずつ、自分でできるようになります。服を自分で着られるようになったり、食事の片づけをできるようになるのも、この頃でしょう。好きなものは好きといい、嫌いなものは嫌いと表現するようになります。しかし、幼児の段階では、まだ十分にコミュニケーションをとる

ことはできません。さらに、幼稚園で起こった出来事、たとえば友達とのケンカなどについて、自分の心の中でわき上がる感情を、自分でもうまく理解できていないケースがほとんどです。それは体調面でも同様です。幼児は暑い日に熱中症になりそうになっている自分の体調の変化にも気づけないことが多いのです。

これは、自分の感情や体調の変化を知るといった、自分自身とのコミュニケーションがまだうまくできていないからだといえるでしょう。

子ども自身、自分の心と体の中で何が起こっているのか、理解できていないのですから、親に自分の心と体の変化を伝えることは難しいでしょう。さらに、もし自分の心や体の状態を理解できていたとしても、幼児はそれを言葉でどうやって表現してよいのかがわかりません。このため、幼稚園児ぐらいの年頃の子たちは突然、機嫌が悪くなったり、すねたり、泣きだしたりします。中には走りだしたり、飛び跳ねたりする子どももいるでしょう。子どもは自分ができる方法で、なんとかまわりに気づいてもらおうと必死に自分の感情や体調を表現しているのです。このとき、子どもが発しているサインを親が細かく注意してあげる必要があります。

子どもが発するサインのうち、特に注目したいのが体温の大きな変動です。幼稚園児の体は「温まりやすく、冷えやすい」のです。暑がっているなと思ったら、5分もたたないうちに体が冷えているなんてことも珍しくありません。

「体温」とは普通、体表の皮膚温を指しますが、もう1つ「深部体温」と呼ばれる体の芯の体温があります。大人も子どもも深部体温は37度前後です。大人の場合は、体の芯が筋肉や皮下脂肪などで守られていて、これらが断熱材の働きをしているため、熱が外へ逃げにくく、また、外界の気温の影響も受けづらくなっています。たとえていえば「魔法瓶」の構造をしているわけで、「熱しにくく、冷めにくい」のです。

ところが、幼い子どもの場合は筋肉が発達していなくて、皮下脂肪も少ししかついていません。「断熱材」がとても薄いので、体の深部の熱が逃げやすく、同時に外気温の影響も受けやすくなります。子どものおでこや手足に触ると、温かく感じられるのは、体の内部から逃げていった熱のためです。つまり、幼稚園児の体は「熱しやすく、冷えやすい」というわけです。

痩せている子も太っている子も、この断熱材が未発達であるという点は変わりません。子どもは風の子といいますが、実は寒い場所では大人よりも子どもの方が、体を冷やしやすいという一面があり、このため寒い時期、子どもはシモヤケになりやすいのです。

幼い子どもは、夏の暑い日には、深部体温が急激に上がってしまうため熱中症にかかりやすく、冬の寒い日には、深部体温が急激に下がり免疫力が落ちてしまうことで風邪やインフルエンザなどで体調を崩しやすくなります。

また、子どもは運動や食事をして体の中が温まると、すぐに汗をかきますね。これは子どもの体が運動や食事によって温まりやすいため、すぐに深部体温が上昇して38度を超えてしまうからです。深部体温が38度を超えると、脳の温度も38度を上回るため、ふらついたり、意識がもうろうとしてきます。場合によっては気を失ってしまうこともあるでしょう。

このため人の体は深部体温が38度を超えると、皮膚の汗腺を開き、汗を出すことで体温を下げようとします。つまり、運動や食事によって深部体温が上昇しすぎたとき、脳が危険を察知し、汗を出して体温を下げるのです。幼い子どもがすぐに汗をかくのには、このような理由があります。

子どもが汗をかいていれば、親は上着などの洋服を脱がせるでしょう。しかし、服を脱がせると、今度は汗が蒸発したときに体の熱を奪う気化熱の作用で、皮膚温が下がっていきます。子どもの体温はすぐに下がりますので、皮膚温の低下に伴って深部体温も下がり、体の芯が冷えて風邪をひくこともあるのです。幼い子どもの体温調節はとても難しいといえます。

では、このように体温の変動が激しくて、体温調節が難しい幼稚園児の子どもの体を冷えから守るにはどうしたらよいのでしょうか。

それには、体の外と内の両面からしっかりと体を温めることにつきます。体の外から温めるには衣類を、体の内から温めるには消化管を活用するとよいでしょう。

「断熱材」がとても薄いのが特徴の子どもの体では、深部体温の熱が体の隅々に伝わりやすいため、深部体温を上げると体全体の温度も容易に上がります。そのため、消化管を活用し、体の内から温めることで効率よく全身を温められるのです。ただ、熱が外へ逃げていきやすいのも子どもの体の特徴。体の中を温めて体温を上げても、熱を外に逃さない工夫をしなければ、せっかく温まった体もどんどん冷えていきます。そこで、衣類などを使って、体を外から温めることも必要なのです。

次の項目から、幼稚園児の体を温めるために選ぶべき衣類についてご説明します。

子どもの体を温めるときは、「山の服装」をお手本に

幼い子どもの体は、未発達で未完成。そのため体温の変化が激しく、体の芯の熱が逃げやすく、さらに汗をかきやすいというのが特徴でした。幼い子どもの体を冷やさないためには、こういった特徴を持つ子どもの体をやさしくサポートできるような服を選ぶことが重要です。

このときお手本となるのが、登山者の服装なのです。

山では昼間は20度を超える気温が、夜には零下になることも珍しくありません。しかし持参できる衣類には限りがあるので、彼らは少ない数の衣類で、この激しい外気温の差に対処しています。そのため、山の服装は重ね着が基本です。服を何枚か重ね着することで、外気温の変化に合わせて細かな調節をすることが可能になるのです。

気温が上がったら上着を脱ぎ、気温が下がったら上着を着る……。これは小さな子

どもにも応用できます。寒い日には、厚手のセーターを1枚着せるよりも、カットソーの上にセーターを着せるなど、洋服を重ねて子どもの体を寒さから守りましょう。もし外の気温が上がってきたり、走り回った子どもが暑がったりしているようならば、上の服を1枚脱がせればＯＫ。そして、再び気温や子どもの体温が下がったら、さっと上に洋服を重ねれば、外気温の変化に左右されやすく、さらに変化が激しい子どもの体温であっても簡単に調節ができます。

衣類を重ね着させるときに注意したいのが、「動きやすさ」です。服を何枚も重ね着させることは、簡単です。寒い時期、風邪をひかないようにと、親からたくさん服を着せられた経験がある方もいらっしゃると思います。そのとき、重ね着した衣類がまるで鎧《よろい》のように重くてわずらわしく、動きにくく感じられたのではないでしょうか。わたし自身も、子どもの頃そう感じていました。

子どもに重ね着をさせる場合は、単純に服を重ねるのでなく、動きやすさをよく考えてあげるとよいでしょう。そのためのポイントは、手足の関節やお腹や背中など日常生活の中でよく動かす場所に注意すること。手足が自由に使えれば、何枚服を重ねても不自由さを感じることはありません。お腹や背中を曲げやすい重ね着は、立ったり座ったりするのが楽にできます。

まだ筋肉が十分に発達していない子どもの力では、洋服の硬さによっては、腕や足がうまく曲がらないこともあります。転んだときに怪我をしないように肘や膝の部分が厚くなっている服などには、特にその傾向があるといえるでしょう。怪我の予防になる洋服であっても、子どもにとってストレスなく着られるかどうか、硬さや厚みをよく見てあげてください。スムーズに手足を動かせないようであれば、着させる前に何度か洗濯をしてなじませるなど、工夫をしましょう。


また、子どもの体をしっかり温めるには「空気の層ができる服装」をさせるとよいでしょう。空気の層がすぐれた断熱材の役割を果たし、体の熱を外に逃げにくくしてくれます。これも登山時の服装と同様ですね。

ウールのセーターは繊維１本１本の間に空気を含みやすく、空気の層ができやすいのでおすすめです。空気の層ができる服で、幼い子どもの体から熱を逃さないようにしましょう。

肌着の選び方ひとつで、体の温まり方が変わる

幼い子どもの体温は外気温に左右されやすいので、冬場の寒さがつらい時期には、特に体をしっかり衣類で温めることが重要になります。

効果的に体を温めるには、体のどこを温めるとよいのでしょう。それを考えるとき、ヒントとなるのが、体中を巡っている血液です。血液はわたしたちの体の中を頭のてっぺんから足の指先まで巡っています。この血液を温めることで、体を効果的に温められるのです。血液を温めるには、太い血管を温めるのが一番。体の外から触れられる太い血管を温めれば、全身が温まっていきます。

太い血管があるのは首、脇の下、お腹、足の付け根、手首、足首です。脇の下やお腹、足の付け根は衣類に包まれているので問題ありませんが、首、手首、足首は外気に触れることが多いので注意が必要です。寒い時期には「首」のつく場所を冷やさな

いようにしましょう。特に寒い日は、子どもの首にマフラーを巻き、手袋は手首が隠れる少し長めのものを着けさせ、ソックスも足首をカバーできる長めのものをはかせるとよいと思います。また、それに加えて腹巻でおへその近くにある太い血管を温めてあげれば、子どもの体はしっかり温まるでしょう。

そして、幼い子どもの衣類選びで忘れてはならないのが、汗対策です。子どもは汗をかきやすいので、その汗で体が冷えないようにすることが冬場であっても夏場であっても必要です。体から吹き出た汗をしっかり吸収してくれる吸水性・吸湿性のよい肌着を選びましょう。合成繊維にも吸水性・吸湿性のよいものはありますが、肌あたりのよさ、洗濯のしやすさ、価格のことなどを考えると、天然素材の木綿でできた肌着がベストでしょう。

最近では発熱素材の下着などもありますが、中には汗をほとんど吸わないために汗がこもって、その汗で体が冷えてくるものもあるので、注意が必要です。また、肌着が吸った湿気をとじ込めないために、上に着る洋服は通気性のよいものを選びましょう。通気性のよい素材といえば、やはり木綿やウールなどの天然繊維です。

以上のように衣類の素材や着せ方によって、子どもの体を冷えから守ったうえで、汗の具合や寒そうにしていないかなど、子どもの様子をよく観察し、洋服をこまめに着せたり、脱がせたりしてあげましょう。幼い子どもであればあるほど、服を着るべきか脱ぐべきかの判断が、自分ではできないので注意が必要です。特に動き回ったあと、起きたとき、食事のあと、気温が下がる夕方、入浴後などは、体が急激に冷えやすいタイミングですので、気をつけましょう。

寒さに慣れさせるために、小さい頃から冬でも薄着で過ごさせたいという親御さんもいるでしょう。体には驚くほどの順応性があるので、薄着で頑張れば寒さに強い子に育つかもしれません。わたし自身、小学校のときは一年中半袖、半ズボンで過ごしていましたので、薄着でも寒さに順応することはできると考えています。

しかし、幼稚園児はまだ、それをするにはあまりにも体が未熟すぎます。「魔法瓶」はまだほとんどできていないのです。幼い子どもの体は、温まりやすく冷えやすいので、冷えて風邪をひいたり、肺炎を起こしたり、お腹を壊したりしかねません。十分注意してあげてください。

温度と湿度のコントロールが、健康な体のベースになる

子どもの体を外から温めるためには、衣類とともに住環境を整えることが大切です。小さな子どもは外気温に影響されやすいので、子どもが小さいうちは、室内の温度もこまめに調整しましょう。

冬場の室内は一般的に、18度から22度が適温といわれています。この範囲を目安にエアコンの設定温度を調節してください。ただ、このときに考慮しなければならないのが、子どもと大人の身長差です。

皆さんも、温かい空気は高いところに集まり、冷たい空気は低いところに集まることはご存じだと思います。冬場、大人にとって最適な温度であっても、背の低い子どもにとっては、寒いかもしれないのです。その温度差は２、３度ともいわれています。２、３度の差は大きいですね。大人が快適な温度だと感じているとき、子どもには寒

い場合もあるということをよく頭に入れておきましょう。

背の低い小さな子どもがいる場合は、子どもの体が冷えないように、床にカーペットを敷いたり、厚い靴下をはかせるようにします。こうすれば、足元にいる子どもが冷えることなく、また、子どものために過度にエアコンの温度を上げて部屋を乾燥させることもありません。

夏の室内の適温は25度から28度といわれています。クーラーによる部屋の冷えすぎもまた、子どもの体の深部を冷やすことにつながります。この場合も、子どもとの身長差を考えて、温度調節をしましょう。

室外との気温差が5度以上になると、自律神経のバランスが崩れやすくなりますので、この点でも部屋の冷やしすぎには注意が必要です。

部屋の湿度をコントロールすることも、子どもの健康を守るためには重要です。真冬では室内の湿度が30％を切る日もあります。実は、これはサハラ砂漠と同じぐらい乾いている状態なのです。湿度は温度と関係があり、温度が上がれば湿度は下がります。部屋を暖めすぎると、空気がカラカラに乾いてきてしまうのです。

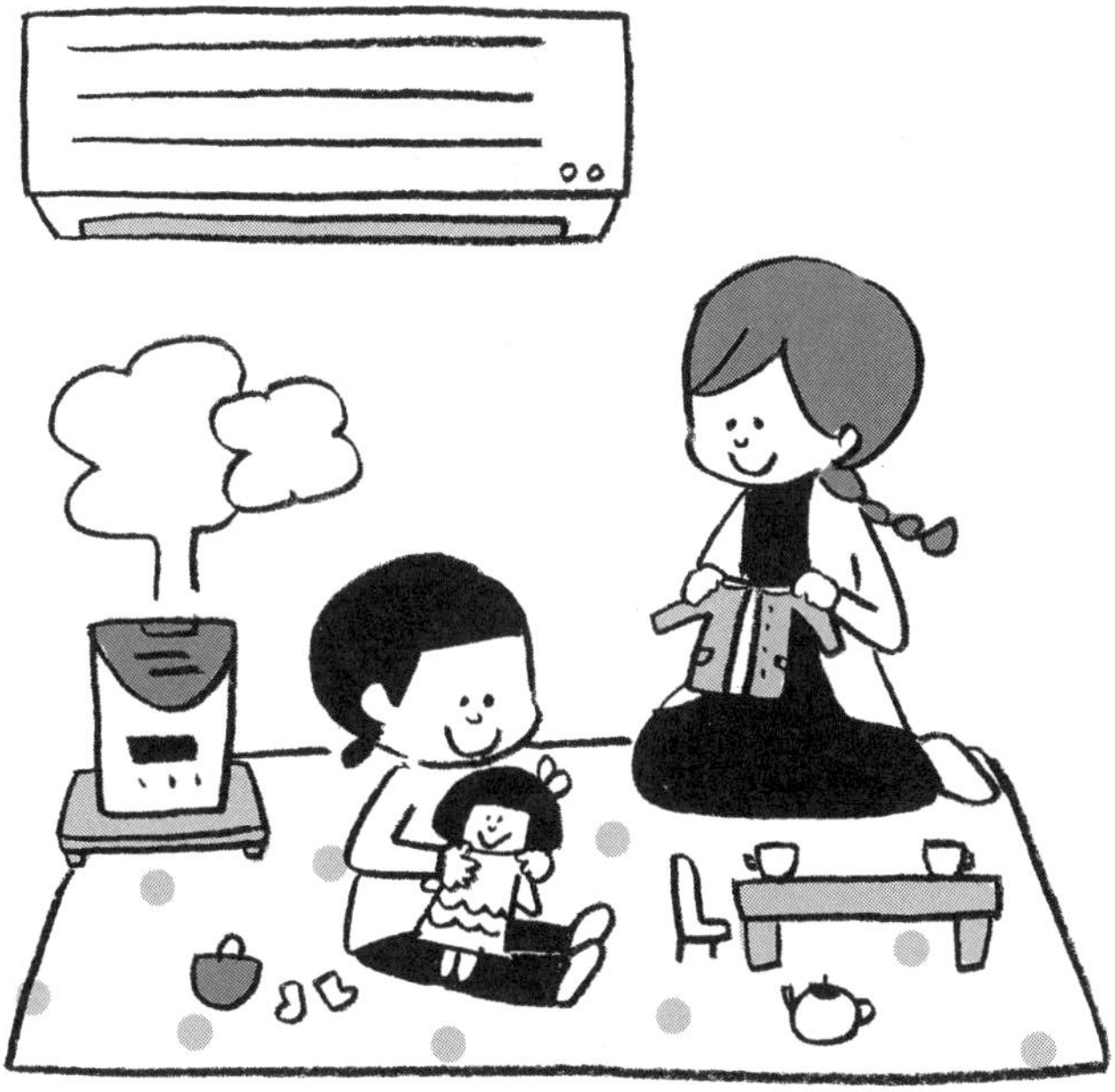

逆に、部屋の湿度を上げると温度は変わっていなくても、体感温度が上がるので、暖かく感じられるようになります。そのため加湿をしておけば、そこまでエアコンの温度を上げなくても、暖かさを感じられるようになるのです。

風邪やインフルエンザが流行する冬は、特に室内の湿度に気を使いましょう。室内の湿度の適正範囲は40～70％。40％未満になると、喉や鼻の中が乾燥してきます。喉や鼻の粘膜は湿っていることでウイルスの侵入を防いでいるので、乾燥すればウイルスが入り込みやすくなってしまうのです。

これは、乾いた空気を吸い込むことで喉や鼻にある線毛《せんもう》の働きが悪くなるため。線毛は、粘膜に覆われた毛のような組織で、体の中に入ってきた細菌やウイルスなどを体の外へ追い出す役割をしています。線毛のネバネバとした粘液に細菌やウイルスがくっつき、そして線毛が小刻みに動くことによって、それらを痰《たん》として体の外へ出すことができるのです。しかし、空気が乾燥していると線毛の粘液は乾き、さらに線毛の働き自体も弱くなります。その結果、体の中へ細菌やウイルスが侵入してしまいやすくなり、風邪やインフルエンザにかかってしまうのです。

風邪やインフルエンザは、空気中に漂っているウイルスを吸い込むことで感染します。特にインフルエンザの場合は、感染している人がくしゃみや咳で吐き出した飛沫を吸い込むことで感染するのです。一度のくしゃみで１００万～２００万個、１回の咳で約10万個の飛沫が飛ぶといわれており、さらに飛沫は、約３メートルの範囲まで飛ぶことがわかっています。室内の湿度が40％を切ると、くしゃみなどで空気中に漂ったウイルスは、30分以上も空中を漂い続けます。

しかし、湿度が高ければ、ウイルスは空気中の水に付着し、水の重さで床へ落下するのです。湿度が低くて空気中の水分が少ないときは、ウイルスに付着する水分量が少なく「身軽」でいられる分、ウイルスは空中を浮遊し続けることができるので、風邪やインフルエンザに感染しやすくなってしまうというわけです。

なお、風邪のウイルスは温度が18度を下回ると、増殖しはじめることがわかっています。ということは、風邪の季節には室内の気温は18度以上に、そして、湿度は40％以上に保つことが肝心なのです。

このように、室内の空気の乾燥は子どもを風邪やインフルエンザにかかりやすくする大きな原因です。冬場はしっかりと乾燥対策をするよう心がけましょう。

乾燥対策に加湿器を使っている方も多いと思いますが、その加湿器はどこに置いているでしょうか。加湿器を床の上に置いている場合は、その場所を変えた方がよいでしょう。低い位置に加湿器を置くと、加湿された空気は足元だけに漂うことになってしまうからです。これでは加湿された空気を吸い込めないので、喉や鼻にある線毛が乾燥してしまいます。

加湿された空気を吸い込めるよう、ぜひ、台の上などの少し高い位置に加湿器を置くようにしてください。また、冬場は寝室でも加湿器をお使いになるとよいでしょう。

加湿器があれば一番ですが、加湿器がなくても工夫次第で部屋の湿度は保てます。キッチンのドアを開けておけば、煮炊きの湯気をほかの部屋に送り込めますし、洗濯物を部屋の中に干したり、濡れたタオルを吊したりしてもよいでしょう。そして、部屋の温度を上げれば、湿度が下がるのですから、エアコンの設定温度を1度上げるのではなく、寒いときはセーターなどを1枚多く着るなどして、部屋を乾燥させないようにすることも大切です。


反対に、夏は湿度が高すぎるのが問題になります。湿度が70%を超えると、汗が蒸発しなくなって、不快感が増し、カビやダニが発生しやすくなりますので注意が必要です。特に幼い子どもは体温調節がうまくできないので、高温多湿の部屋では大人以上に熱中症にもかかりやすいのです。

ときにはエアコンの「除湿」を使い、温度とともに湿度も上手に調節しながら、夏を乗りこえましょう。

「消化管」を温めれば、体全体が温まる

筋肉や皮下脂肪の少ない子どもでは、体の内部の熱がどんどん逃げていくので、外から温めるだけでは、深部体温を保つことはできません。体の中から熱を発生させることも同時に行う必要があります。

体の中から温めるのに大切なのが、運動と食事です。体の熱を発生させるのは、筋肉。運動などをして筋肉を動かすときに生じる熱で、体温ができています。しかし、幼い子どもは、まだ筋肉が十分に発達していません。少ない筋肉では、十分な熱をつくりだすことができないのです。

そこで、幼い子どもの体を温めるときに注目したいのが「消化管」です。消化管とは食物の通り道のことで、口にはじまって食道、胃、小腸、大腸、肛門に至るまでの管を指します。消化管は体の中心を走っており、内側から「粘膜」「粘膜下層」「筋層」

という3層構造になっています。この消化管の筋層には、「平滑筋《へいかつきん》」という筋肉があるのですが、この平滑筋が食べ物を消化するときに動くことによって、体に熱が発生します。つまり、食べるという行為自体に、熱をつくりだす効果があるのです。

さらに、温かい食べ物や飲み物が消化管を通ると、その熱が体の中心から隅々へと広がっていきます。その結果、効率よく全身を温めることができるのです。

では、何度ぐらいのものをとればいいのでしょうか。答えは簡単です。深部体温よりも温かい温度のものをとればよいのです。

たとえば、あなたの子どもの体温が36度だとします。すると深部体温は、約37度になりますから、37度以上の食べ物や飲み物であれば、子どもの体を芯から温めることができるのです。

最近では、冷たい飲み物がコンビニなどでも手軽に手に入りますが、幼稚園児の場合は、冷やした水や氷を入れた水よりも、常温の水の方がおすすめです。さらに、それよりもいいのは白湯《さゆ》。水を飲むのであれば、体温よりも高い温度の白湯を飲ませて、消化管をじんわりと温めるとよいと思います。

体が芯からほてっているようなときは、冷たい水を飲むことも必要ですが、幼稚園児のように「魔法瓶」の構造ができていない子どもが、冷えた水ばかりを飲み続けると、消化管が冷えるだけでなく、肝臓や腎臓といった重要な臓器を冷やし、それらの機能を低下させてしまうことにつながります。

つまり、幼稚園児では冷たい水を飲むことで、体の芯を冷やしてお腹を壊すだけでなく、体全体を冷やしてしまう可能性もあるのです。

とはいえ「いつでも白湯を飲ませなければ」と、頑張りすぎることはありません。10回飲むうちの６回は白湯にする、という程度でＯＫです。それだけでも子どもの体は芯から温まっていくはずです。

体を温める食品、冷やす食品にまどわされない

幼い子どもの体を温めるには、消化管を温めるのが重要。そのために温度が極端に低い飲み物や食べ物はできるだけ避け、温かい食べ物や飲み物をとらせるようにしましょう。

「食品で体を内から温める」というと、東洋医学の「陰陽《いんよう》の食品」を思い浮かべる方も多いようなので、ここで少し陰陽の食品について、わたしの見解を述べさせてください。

食品の陰陽とは、日本の伝統医学である漢方医学の理論に則った考え方の1つです。「全ての食べ物には意味があり、効能・効果がある」という理論で、食べ物を2つのグループに分けて考えます。1つは、食べると体を温めるもの、これが陽の食べ物です。もう1つは、食べると体を冷やすもの、これが陰の食べ物です。冬の寒いときは、

陽の食べ物を食べて体を温め、逆に夏の暑いときは、陰の食べ物を食べて体を冷やすようにするわけです。

わかりやすく、毎日の生活にとり入れやすい理論ですね。

わたしは外科医をしながら漢方医学を20年余り学び、現在もクリニックでは患者さんに漢方薬をお出しすることもありますが、陰陽の食品の考え方には反対です。食べ物を陰と陽に分けて、陰なら体を冷やし、陽なら体を温めるという理論は、あまりにも単純化されていると思えてしまうからです。

たとえば、柿は陰の食品の代表格です。たしかに、柿には体を冷やす要素があります。冬の果物である柿には、カリウムが豊富に含まれています。カリウムには利尿作用があるので、柿を食べると尿の量が増え、尿が体外に出るたびに、ちょうど汗をかくと体温が下がるときのように、深部体温が低下していくのです。

けれど、それと同時に柿には糖質も多く含まれています。糖質が多いということはエネルギー量が多いということ。体の中のエネルギー量が高まるということは、体を温めることにほかなりません。

さらに、柿には食物繊維も多く含まれています。柿に適度な歯ごたえがあって硬いのは、繊維が豊富なためです。食物繊維は腸内細菌の栄養になります。第4章で詳しくふれますが、腸内細菌が元気になれば免疫力も活性化し、体温も上がるのです。また、柿のオレンジ色はビタミンAの一種、β－クリプトキサンチンの色で、これをとることは細胞の修復につながりますので、やはり免疫力を回復させる効果が、あるのです。

このように食品の栄養成分を1つひとつ細かく見ると、単純に「陰だから冷やす」「陽だから温める」と、考えることは難しいと思います。

もちろん、漢方医学の陰陽の理論を全て否定するつもりはありません。ただ、食品の場合は陰陽にとらわれずに、三大栄養素をバランスよくとり、そのうえで調理法に気を配ることの方が大切だと、わたしは考えています。三大栄養素については第4章でふれるので、ぜひ参考にしてみてください。

冷えない体、健康な体の土台をつくる「朝ごはんの習慣」

子どもの消化管を効果的に温めるためには、朝ごはんのタイミングで、温かいものを食べさせることも重要です。

1日で最も体温が下がるのが朝、起きたてのとき。とにかく、このタイミングで温かいものを消化管に入れ、体をまず温めておきましょう。特に冬の寒い時期には必ず、朝食時に温かいお茶や白湯や味噌汁、スープなどを飲ませます。

温かな食べ物や飲み物が、体の中心にある消化管に入っていけば、体温が低い朝であってもすぐに全身を温めることができますし、温かいもので消化管などの内臓が活性化されれば、そのあとに食べる食べ物の吸収もよくなります。

朝に温かいものを口にすることは重要ですが、もちろん、白湯やスープだけ飲ませればいいというわけではありません。子どもの中には、朝ごはんを食べたがらない子もいるでしょうが、朝食はきちんととらせましょう。

朝ごはんをよく噛んで食べることで、口のまわりの筋肉を動かし、熱を発生させ、体を温めることができます。幼稚園児ではまだ上手に噛めませんが、それでもこの頃から、親は食事のときに「よく噛んで食べるのよ」と教えるとよいでしょう。噛むことの効用については、第4章でしっかりとお話しします。

朝食をしっかりとることは、ほかにもさまざまな面から子どもの健康を守るのに役立ちます。

まず、朝ごはんを食べることで覚醒のスイッチが入り、体や頭を活動モードへ切り替えることができます。実は、良質な睡眠をとるための大切なポイントに、朝ごはんがあります。良質な睡眠には、よい目覚めが必要です。よい目覚めには、朝日を浴びることと朝ごはんが大切。朝ごはんは体の中にある睡眠のスイッチをオフにして、覚醒のスイッチを入れてくれます。朝ごはんによって体も脳も目覚め、その日1日のストーリーを始められるわけです。1日のリズムをつくるのが、朝ごはんといえるでしょう。

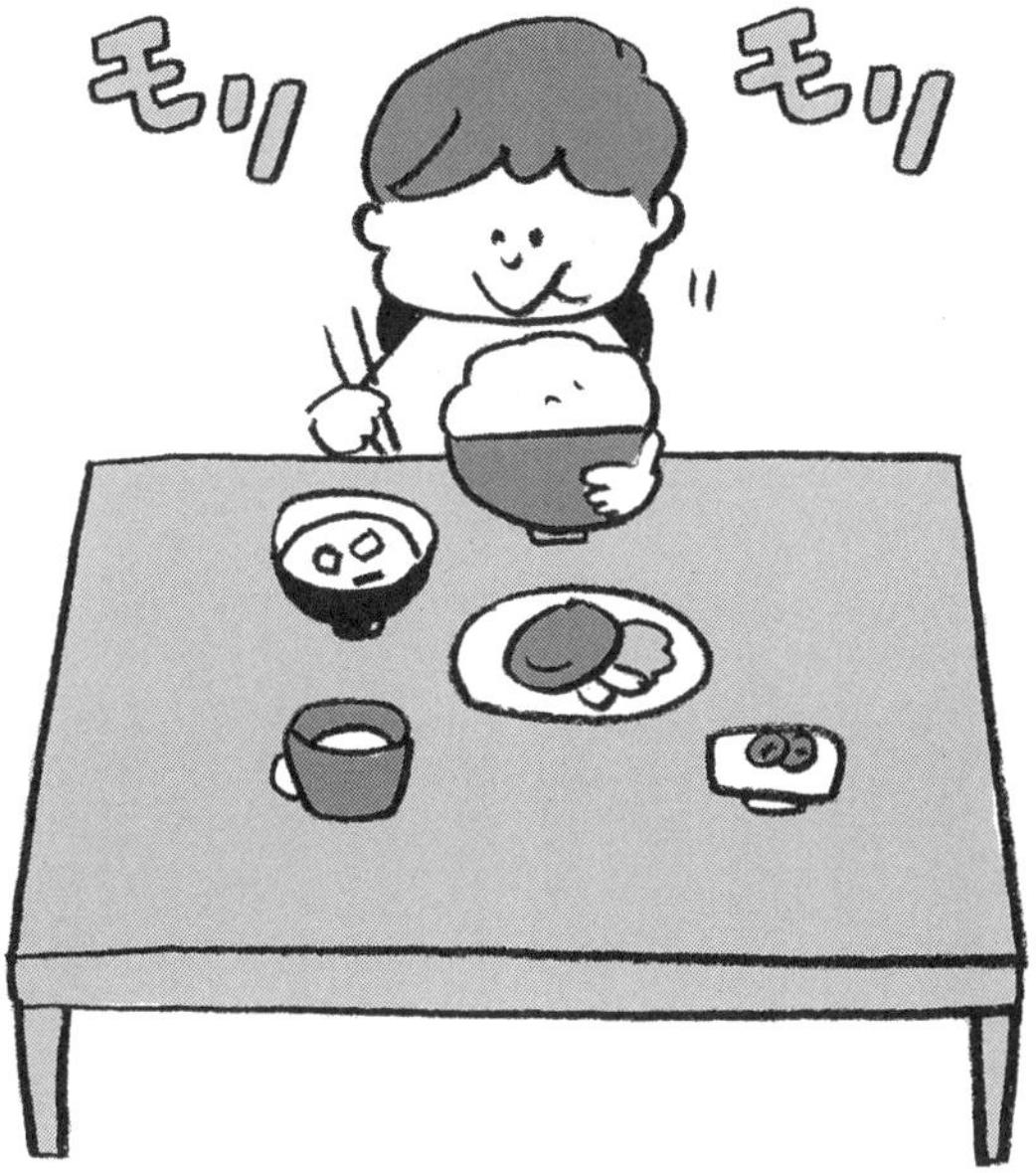

朝ごはんのとり方次第では、子どもの味覚を整えることもできます。

子どもの味覚は、毎日、発達しています。塩辛いものが好き、濃い味つけが好きといった味覚は、大人になったときにはできあがってしまっているので、変えるには大変な労力が必要です。しかし、子どもの味覚はいろいろな味を感じとり、たとえ薄味であっても、その中のだしやしょうゆなどのそれぞれの味をきちんと味わうことができます。特に幼児のときにちゃんとした味を教育された子どもは、大きくなったときも健康的な味つけを好むようになります。

皆さんもご存じのように、生活習慣病と食事には密接なつながりがあります。糖分の過剰摂取は糖尿病に、尿酸の過剰摂取は痛風に、塩分の過剰摂取は高血圧につながっていくのです。糖尿病も痛風も高血圧も、一朝一夕にはなりません。子どもの頃からの食事習慣が大きく影響します。

では、どうやって味覚を育てればよいのでしょうか。実は、朝の味覚は1日の中で一番敏感です。そのため、大人も子どもも朝食ではふだんより薄味にしても、物足りなさを感じることなくおいしく食べることができます。朝はだしを使った薄味の料理を出すようにして、子どもの味覚を薄い味つけで満足できるように整えましょう。

これが、夕食になるとそうはいきません。夕食時には味覚が鈍くなっているので、濃い味でないとなかなか満足できなくなってしまうのです。この舌の特性をうまく活用して、高血圧や糖尿病の患者さんの食事管理も行われています。

また、朝ごはんでは必要な栄養だけをとればよいというわけではありません。

たとえば、受験生が頭の回転をよくするために甘いものを食べるとします。糖分は、脳が使うことができる唯一の栄養素ですから、受験生がチョコレートや砂糖をとることは効率よく脳を元気にしてくれます。必要な栄養分をとることだけが朝ごはんの目的ならば、学校で脳をよく使う子どもたちは、白米、おかず、味噌汁などのかわりに、チョコレートだけを食べればよいことになります。

しかし、ある研究によると、朝ごはんにチョコレートだけ食べた子どもと、バランスのよい食事をとった子どもでは、明らかな違いがあったのです。それは学校の成績も運動も、バランスのよい食事をした子どもの方がよいという結果でした。朝食をバランスよく食べることは子どもの発育にとって、とても重要なことなのです。

朝の忙しい時間の中で、朝食の準備は大変だと思います。わたしは、お母さんが毎日毎日、朝ごはんをつくる労力に、いつも心の底から感謝し尊敬しています。その苦労は、将来の子どもたちの健康の礎となって残るのです。忙しい日々の中、朝ごはんをつくるのは大変ですが、子どもの将来のためにぜひ、毎日続けていってくださいね。

朝食をとるかとらないかで、大腸の動きが変わる

朝ごはんをとることにはもう1つ、重要なメリットがあります。それは、排便が促されることです。朝食を食べることで、腸の神経が刺激を受け、腸が活発に動くようになります。この現象を医学用語で、「胃・結腸反射」といいます。

食べ物が胃に入ってきて胃が膨らむと、胃から大腸へ信号が送られます。すると、大腸は反射的に収縮して、便を直腸へ押し出そうと働きます。この一連の流れが胃・結腸反射です。

食べ物は寝ている間に消化されるので、朝起きたときの胃は空っぽの状態です。さらに、起床後は大腸の動きもゆるやかになっています。この空っぽの胃に突然入る食べ物は、いつもより強い信号を大腸に送ります。そのため、この胃・結腸反射は、朝

食のあとにより強く起きやすいのです。

朝食後の胃・結腸反射を使って、子どもにきちんとした排便習慣を身につけさせれば、消化吸収の力も増し、元気で活発な子どもに育てられます。逆に便秘をしていると、腸の中が「渋滞」した状態になっているわけで、うまく消化吸収ができず、食べ物のエネルギーを効率よく使えない体になってしまうのです。

最近の調査では、朝、排便習慣のない子どもが約40％にも及び、特に朝ごはんをとらない子どもに、その傾向が顕著に見られるそうです。これは、朝ごはんを食べないために、体が冷えたままの状態で消化管の働きが停止していること、胃・結腸反射が起こらないことなどが原因と考えられます。

朝ごはんを食べるだけで、腸が動きだして熱が発生し、体が温まるばかりか、便通まで改善されるのです。もし、あなたのお子さんが便秘傾向にあるなら、その対策として、朝ごはんを食べることを習慣づけることから始めるとよいでしょう。

また、子どもが便秘になっているときは、これに加えて、飲み物を白湯に変えるのがおすすめです。白湯は腸を温めて、腸の動きをスムーズにしてくれます。よく、朝に牛乳を飲む家庭がありますが、冷蔵庫からとり出した牛乳は冷たく、消化管を冷やし、子どもの体を芯から冷やすので、注意した方がいいでしょう。また、牛乳に含まれるカルシウムの吸収は、朝よりも夜の方がよいので、カルシウム補給のために牛乳を飲むのならば、夜がおすすめです。

よい排便習慣のために、「お腹のマッサージ」をするのもよいでしょう。

おへそを中心として、時計まわりにお腹をゆっくりとさすります。手のひらでお腹の上をただなでるのではなく、どちらかというと押しながら動かします。まず右下腹部から上に向かって押し上げるように、マッサージを行います。お腹の右上から左上は、大腸と胃が上下に重なっていますので、あまり強い力でマッサージすると、吐き気や胃痛の原因になりますから注意が必要です。そのまま、おへその上をやさしくなでて、お腹の左上から左下へは、押し下げるようにマッサージを行います。左下から膀胱や肛門の方へ向かってしっかりと押しつけるようにマッサージをしましょう。

便通を改善するお腹のマッサージ

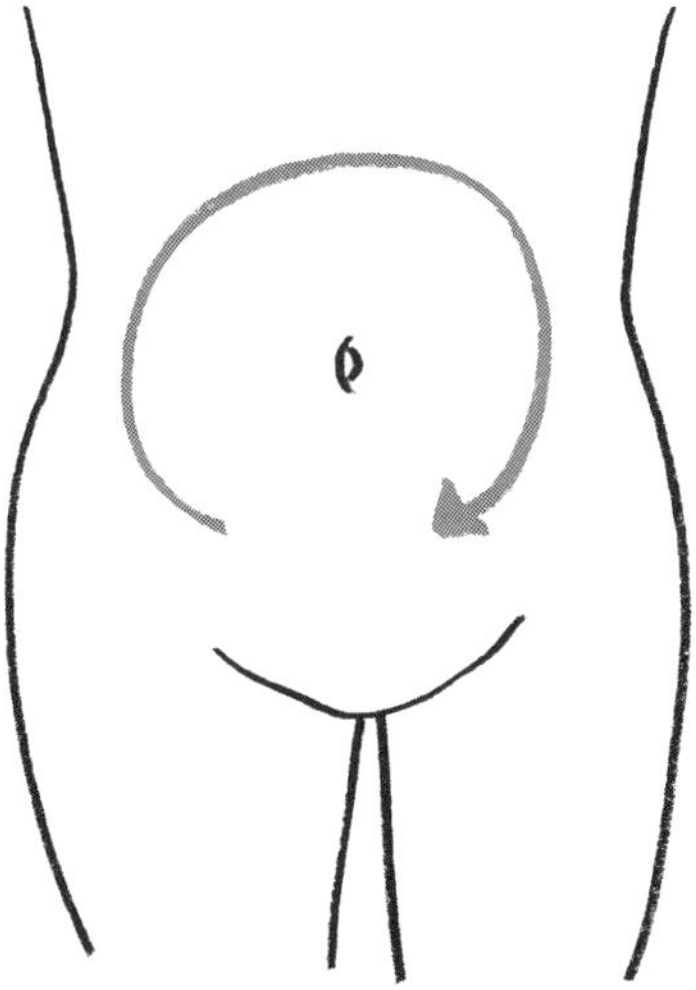

イラストの矢印にそうようにして、マッサージをしていく。右下腹部から上へは、押し上げるように。お腹の左上から左下へは押し下げるようにマッサージをすること。

これによって腸全体が刺激されて、便通が促されるのです。

このマッサージは１日３回、毎食後に行います。子どもの手はまだ小さいので、親がさすってあげましょう。これが最高の「手当て」になります。

マッサージを続けるうちに、頑固な便秘も徐々に解消されるはずです。

便秘については腸内細菌との関係を含め、第４章でじっくり見ていきますが、とにかく朝ごはんをちゃんと食べさせるという基本を守ることから始めましょう。

幼稚園児の冷え症を漢方医学で治す

衣服や食事などで体を温めてもなかなか冷えがとれないお子さんの場合は、漢方薬による治療を受けるのも、選択肢の1つです。

冷えは、漢方医学でいう「気虚《ききょ》」という症状からもたらされます。

漢方医学の理論の1つに「気血水《きけつすい》」というものがあります。これは、人の体が「気」「血」「水」の3つの要素でできているという考え方です。気は気力や元気といった目に見えないけれど、たしかにあるものを指し、精神的に元気、気分や機嫌がいい、肉体が元気など、心と体に関わることを示します。血はまさに血液に関わるものをいい、月経、妊娠、出産、更年期障害など女性ホルモンに関わること、貧血、出血、打撲による皮下出血なども血の問題です。水は涙や唾液、汗や小水のことを指し、むくみなどが水の問題になります。

気虚とは「気が虚しい」状態、つまり、気が足りない、気がうまく働いていないことをいいます。気がうまく働かないと、元気がなくなりますし、気力が出なくなり、体もふんばりが利かなくなります。つまり、気虚は精神的にも肉体的にも元気がなくなり不安定で、疲れやすくなっている状態だといえるのです。

漢方医学では、食事に関連したことや便通のトラブルといった消化機能のトラブルも、気の問題に入ります。味覚異常、口内炎、舌炎《ぜつえん》、食道炎、胃炎、腸炎などの病気は全て気の異常です。そのため、気虚の人は胃腸が弱いのも特徴です。

気虚による冷えを治すのには、漢方薬が一番です。子どもの冷えにも使える漢方薬があり、わたしのクリニックにみえた幼稚園児のBちゃんも漢方薬で冷えがとれて、気虚がすっかり治った1人です――。

Bちゃんは生まれつきアレルギー体質で食べるものに制限があり、よく風邪をひいたそうです。いくつかの食物アレルギーがあるため、減感作療法（患者のアレルギーの原因となるものを少しずつ体内に入れて、それに対する過剰な反応を減らしていく治療法）を慎重に行いながら、食物アレルギーを1つひとつ治していたそうです。とところが、順調に治療が進んでいたときに、風邪をひいたのをきっかけに下痢が続くようになってしまいました。整腸剤や止痢剤《しりざい》を服用してもBちゃんの症状はいっこうによくなりません。困ったご両親がBちゃんをわたしのクリニックへ連れてきたのです。

Bちゃんは年の割には体が小さく、冷たい手をしていました。ちょうどその年の冬は寒くて、Bちゃんの手足の指はシモヤケにもなっていました。私は気虚と診断し、水飴が入って甘い味のする漢方薬「黄耆建中湯《おうぎけんちゅうとう》」を処方しました。

黄耆建中湯は体力が低下した人や子どもが、体の疲れや、皮膚の症状（アトピー性皮膚炎など）、食欲低下などの症状を訴えたときに用いる漢方薬です。漢方薬は苦くて飲みにくいとおっしゃる方が多いのですが、この黄耆建中湯には、水飴が入っているので甘くて飲みやすいのです。

黄耆建中湯を飲み始めて数日たつ頃から、水様便が有形便になり、1週間が経過した頃、すっかり下痢は治っていました。元気になったBちゃんはその後、アトピー性皮膚炎の治療を再開しました。すでに下痢は治っていましたが、体調管理を目的にしばらくの間、黄耆建中湯の内服は続けてもらうことにしました。すると、風邪をひかなくなり、それまで痩せていたBちゃんが徐々に体重も増え、順調にアトピー性皮膚炎も治っていったのです。

そして、次の冬を迎えました。Ｂちゃんは、風邪をひくこともなく、元気に毎日を送っていると、ご両親から連絡がありました。毎年できていたシモヤケもできなくなり、冷え症は改善されているそうです。

漢方治療は全身を診ながら治療をしていきます。冷え症の場合も例外ではありません。冷え症だけを治療するのではなく、体全体の状態を診ながら、治療を進めます。

漢方薬というと高いというイメージをお持ちでしょう。でも、保険診療を行っている病院もありますので、決して高額になるわけではありません。わたしのクリニックでは、診察をして、漢方薬で治療をして、必要であれば血液検査やレントゲン検査を行っても、患者さんの負担は５０００円以下で済むことがほとんどです。薬局で支払う薬代を足しても、１ヶ月にかかる費用は1万円以下でしょう。

もし、西洋医学的な診察や検査を受けても冷えやすかったり、風邪をひきやすかったり、下痢が治らなかったり、どこか元気がないといった症状が改善しない場合は、一度、漢方医の診察を受けることをおすすめします。親身になって相談に乗ってくれるはずです。

「手当て」で、体だけでなく子どもの心も温めて

真新しい制服を着たわが子が幼稚園や保育園へ通う姿は、晴れがましいものです。

幼い子どもの目の前には、これまでの親子や家族だけの限られた世界から、たくさんの他人がいる圧倒的に広い世界が広がっています。その中で子どもは多くのことを学ぶのです。

幼稚園や保育園に通うとなれば、朝は決まった時間に起きて、遅刻しないように支度をして出かけなければなりませんし、朝起きるためには夜も早めに寝なければなりません。子どもは緊張しながら、規則正しい生活を身につけていきます。また、集団のルールを守らなければならないことも学ぶでしょう。規則正しい生活を身につけ、社会のルールを学ぶ、生まれてはじめての場が幼稚園や保育園なのです。

幼稚園や保育園は、子どもにとって小さな驚きに満ちた世界でしょう。

「あれ、わたしより噛んで食べている子がいる」

「ああ、朝ごはんを食べてこない子も多いんだ……」

自分がやってきたことをほかの子がやっていなかったり、逆に自分がやってこなかったことを、ほかの子がやっていたりといったことに気づき、自分のやり方が全てではないことをはじめて知ることもできるのです。

このとき子どもは何が正しくて、何が正しくないのかについて、子どもながらに迷い、考え、苦しみます。子どもなりに、自信が持てなくなるかもしれません。それは親もきっと同じでしょう。子どもにとっても親にとっても、幼稚園や保育園に通って情報を得ることは、これまでの生活を見直すいいチャンスになります。

よく噛んで食べようね、これからも朝ごはんは食べようね、などと親子で見直す作業をしてみましょう。何が必要で、何が大切なのかを親子で話し合うのです。

そして自分で必要と判断すれば、それを続けるという意思も子どもの中に芽生えるはずです。ほかの子の物まねだけに終わらないように、１つひとつ確認することが、生活習慣を見直すことにもなります。この見直すという共同作業が子どもと親の関係をさらに深く、強く結びつけるのです。新しい生活環境である幼稚園や保育園での生活は、子どもにとっても、そして親にとっても、すばらしい学びの場となるはずです。しかし、このとき親が注意しなくてはならないのが、ストレスです。外の世界で毎日のように新しい出来事に出合う子どもたち。家の中にいたときとは比べものにならないほどの大きなストレスを抱えて帰ってくるはずです。自分では気づかないうちに、ストレスをため込んでしまうこともあるでしょう。

そのとき、何より大切なのが手当てです。しっかりと子どもの目を見つめ、そして、子どもの手を握り、足に触り、膝や背中をさすりながら、声をかけて、冷えがあるかどうかたしかめましょう。どこか冷えていたら、ストレスがたまっているサインです。

親の温かな手で体をさすられると、子どもは安心します。安心感の中で、子どもの心は徐々に和み、緊張がほぐれてストレスも和らぐでしょう。手当てには子どもの心を温め、ストレスを緩和する力があるのです。

子どもが幼稚園や保育園に通いだすと、子どもと過ごす時間が少なくなり、それだけ子どもとの時間が大切になります。この大切な時間の中で、子どもとのスキンシップを持つ習慣をぜひ身につけてほしいと思います。

第4章

小学生の心と体の温め方

小学生は食事と運動の黄金コンビで、体を温める

少しずつ、自分で身のまわりのことをできるようになるとはいえ、体も心も未発達な幼稚園児に対しては、生活の多くを親や家族がサポートしてあげることが必要です。でも小学生であれば、自分の頭で考えて状況を判断して行動できますし、体調や感情に関しても、言葉で表現することができるようになってきます。

とはいえ、子どもだけではできないことも、もちろんあります。まだまだ親の手を必要としている年代なのですね。

そのような小学生の体を温めるために大切なポイントは、「食事」と「運動」です。

小学生の健康を考えるうえで、食が大切であることは、皆さんよく理解されていることでしょう。しかし、食事だけでは子どもの体をしっかり温められませんし、発育を促そうとしても、なかなかうまくいきません。

食事にもう1つ、とても相性のよいあるものを組み合わせて補うことで、食事の効果を最大限に引き出すことができます。そのあるものとは、何だと思われますか。

それは運動です。運動をすることで、食事の効果を何倍にもすることができます。逆に、運動をしなければ、食事が本来持っているはずの効果を十分に発揮させることはできません。小学生の子どもの体を温め、成長を促すには、食事と運動の両方に気を配ることが大切です。


栄養バランスの整った健康的な食事は、子どもの体を温め、発育を促します。栄養のバランスがとれていれば、冷えとは無縁の健康的な体をつくることができますが、栄養のバランスが偏っていれば、体は冷えやすくなり、病気や不調に悩むことが多くなってしまいます。食事によって、子どもの頃にできあがった体は、子どもの健康を一生左右することもあるのです。

小学生になると永久歯も生えそろい、しっかり噛めるようになります。いろいろなものを食べられるようになり、「お子様定食」から大人のメニューを選ぶようになることも多いでしょう。そのような年代だからこそ、親はバランスのとれた食事の大切さを子どもに伝えなければなりません。それは「冷えない体・健康な体」を子どもたちが生涯にわたって保つための大事な知恵となります。

そしてもう1つ、小学生の体を温めるときに重要になるのが運動です。体の中で、最も多く熱を生みだしてくれるのは、筋肉。運動をして筋肉を使うことで、最も簡単に、そして最も効果的に体を中から温めることができます。スポーツをしたときに、体が芯からぽかぽかと温かくなってきた経験は、多くの方がお持ちでしょう。

筋肉を積極的に使ったときには、安静時の10倍以上の熱が産生されることがわかっています。

また、最近の研究では、運動には「熱をつくりだす細胞」を活性化する効果があることもわかってきました。その細胞の名前は、褐色脂肪細胞です。褐色脂肪細胞は幼児期から大人になる間に、だんだんと少なくなっていきます。脂肪細胞というと、なんだか体にとって悪い働きをするイメージを持つ方もいるかもしれませんが、脂肪細胞は、生きていくうえで非常に大切な働きをしているのです。

脂肪細胞には、大きく分けて白色脂肪細胞と褐色脂肪細胞があります。皆さんがよくご存じの脂肪細胞は、栄養を中性脂肪にして、体に蓄える白色脂肪細胞の方です。白色脂肪細胞はレプチンというホルモンを分泌します。レプチンは食欲を抑える働きをするホルモンです。しかし、白色脂肪細胞の中に中性脂肪がたくさんたまると、白色脂肪細胞の機能が低下して、レプチンをうまく分泌できなくなります。レプチンをうまく分泌できなくなると、食欲を抑えることもできなくなるので、食べすぎて、太ってしまうのです。

一方の褐色脂肪細胞には、熱をつくりだして体温を上げ、体の代謝を活性化する働きがあります。この細胞は運動したり、積極的に行動するなど、ポジティブな生活をしているとよく働くことがわかっています。筋肉が発達してきて、体を動かすことの楽しさを知る年代が小学生。運動をすることで筋肉を動かし、さらに褐色脂肪細胞を活発にして体を温めるのに、小学生という時期は適しているといえるでしょう。

食事と運動をうまく組み合わせることによって相乗効果が生まれ、体はしっかりと温まります。本章ではこの相性抜群の２つのポイントをメインに、話を進めていくことにしましょう。

「腸内細菌」の力で、冷えない体・健康な体を守る

健康的な食事は、体を温める基本だとお伝えしました。

そこでまず注目したいのが、「腸内細菌のバランスを整える食事」です。小学生ともなると、食べられる品目が増えてきて、腸内細菌のバランスを考えた食事も可能になります。この時期に、食事を通して腸内細菌のバランスを整えておきましょう。

子どもの健康を考えるうえで食が大切であるということは、多くの方が理解されていると思います。「少しでも子どもの成長によいものを」と、思っている親御さんが多いでしょうが、子どもの食事を考えるときに、何を基準にしていらっしゃいますか。

家庭によって、それぞれこだわりがあると思いますが、食材の新鮮さ、産地、調理方法などを重視している方が多いと思われます。

たしかに、農薬や有害物質を含まない食材を選ぶことや、国産品にこだわることは

大切です。塩分や、油、糖分を控え、健康的な食事をつくることも大切だと思います。しかし、体によいものを求めすぎてどのような食材を選び、どう調理すればよいのか、わからなくなっている方も多いのではないでしょうか。

そこで、迷ったときのために覚えておきたいキーワードが「腸内細菌」です。小学生の場合は、食べ物を消化する器官が十分に発達していないことも多いので、「腸内細菌のバランスを整える」という視点で食事を考えるとよいでしょう。

腸内細菌とは、文字どおり腸にすみついている細菌のこと。人間の力では消化吸収できないものを腸内細菌が消化吸収してエネルギーに換えてくれています。オリゴ糖やセルロースは、実は人間の消化管では消化吸収することができません。腸内細菌の力を借りることで、エネルギー源として吸収できるのです。

また、腸内細菌は人間の力ではつくることができないビタミンをつくってくれます。たとえば、ビタミンB_3（ナイアシン）、B_5（パントテン酸）、B_6（ピリドキシン）、B_9（葉酸）、B_{12}、Kなどがそれにあたります。

さらに、腸内細菌の活動が弱まれば、食べ物の消化吸収機能が弱まり、便秘になってしまいます。便秘になると、お腹が張ってつらかったり、肌が荒れたりするなどの体の不調を引き起こしますが、実は便秘は「冷え」の原因にもなるのです。便秘になり、腸に便がたまった状態になると、代謝も血行も悪くなります。その結果、体全体が冷えてしまうのです。冷えない体になるためには、腸内細菌のバランスを正し、腸内環境を整えることが不可欠だといえるでしょう。

人の体には約150兆個以上の菌が生息しています。それらの菌は皮膚や泌尿器などさまざまな場所にびっしりと生息していますが、そのうちの70％以上が腸管にすみついているのです。その数は約100兆個。すごい数ですね。さらにその種類は500~1000種類にも上るといわれています。

種類も数も多い腸内細菌に関しては、具体的にどの菌がどう健康に関係しているかなどは、わかっていないケースが多く、これからの研究が期待されるところです。

ただ、わたしたち人間の健康と腸内細菌は、切っても切れない関係にあることは明白です。子どもであっても、大人であっても、「冷えない体・健康な体」を保つためには、腸内細菌の働きを高めることが重要なのです。

子どもと腸内細菌は互いに影響し合いながら、成長していく

子どもの腸内細菌のほとんどは母親から受け継いだものです。実は、子どもの腸内細菌の種類が決まるのは、生後３ヵ月頃。しかも、一度決まった腸内細菌の種類は、その後一生変わらないといわれています。

お母さんのお腹の中にいるときには、赤ちゃんの腸管には菌はいません。赤ちゃんが産道を通過するときに菌が赤ちゃんの腸管の中へ入り、その後、母乳や人工乳などの食事が、腸内細菌の発達に大きな影響を与えていきます。

赤ちゃんと腸内細菌は、お互いに影響し合いながら、成長していきます。腸内細菌は赤ちゃんの消化吸収力、免疫力、解剖学的な体の変化などにも影響を与えるのです。

そして、その腸内細菌に最も影響を与えるのが、食習慣です。

食べ物を食べると、それは消化吸収され栄養になります。この栄養をいかにバラン

スよくとるかが食習慣を考えるうえで重要です。栄養バランスがよい食事とは、三大栄養素をきちんととることができる食事です。三大栄養素とは、ご承知のようにタンパク質、脂質、炭水化物の3つを指します。理想的なのは、タンパク質：脂質：炭水化物＝2：3：5の割合です。この理想的な割合は、幼稚園児でも、小学生でも、中学生でも変わりません。さらに大人になっても、高齢になっても、糖尿病になっても、高血圧になっても、ガンになっても変わらない、最も基本的な割合だといえます。1日の食事の中でタンパク質、脂質、炭水化物の割合が、だいたい「2：3：5」の割合になるように心がけましょう。ただし、この割合を何が何でも守ろうと頑張りすぎる必要はありません。献立を考えるときになんとなく意識するぐらいで十分です。

三大栄養素のバランスを心がけながら食事をするとき、忘れてはならないのが腸内細菌の存在。腸内細菌は体の中にいて、わたしたち人間ができないことをやってくれる大切な仲間です。わたしたちがある1つの栄養素をとりすぎるなど間違った食生活をすると、腸内細菌も間違った働きをしてしまいます。

たとえば、肉や動物性脂肪を多く食べると、酸とガスを産生する菌が増えるため、お腹が張ったり、ガスが増えたりします。高カロリー、高脂肪の食事をとると、腸内細菌のバランスが崩れ、肥満や糖尿病の危険を増やすといわれています。

また、カロリーの高い食事を続けていると、腸内細菌のうち、炎症の原因になる炎症性サイトカインという物質を分泌する菌が増えていきます。この物質が働くことで、血糖値を下げるインスリンの作用が弱まり、メタボリックシンドロームに陥ってしまう危険性があります。

さらに、腸内細菌はガンの発症にも関係することがわかってきているのです。わたしたちが油や糖分の多い食事をとると、肝臓では脂肪の吸収に役立つ胆汁《たんじゅう》（一次胆汁酸）が多く分泌されます。その胆汁の一部が、大腸に入ってしまうと、腸内細菌は胆汁を一次胆汁酸から二次胆汁酸という物質へ変換してしまうのです。この二次胆汁酸が、肝臓ガンや大腸ガンの原因になってしまいます。

少し、難しい話になってしまいましたが、腸内細菌は、わたしたちが一生つきあう大切な仲間だということが、わかっていただけましたでしょうか。この腸内細菌を子どものときから、うまく調節していくことで、腸の活動を活発に保ち、体を冷やさず、健康に過ごすことができるようになるのです。

母親の好きな発酵食品が、子どもの腸内細菌を育てる

腸内細菌のバランスを整えるというと、ヨーグルトや納豆といった発酵食品をとる方がいいのでは……と、思う方も多いでしょう。

たしかに、発酵食品にはビフィズス菌を増やして、腸内環境を整える効果がありま す。でも先ほどもお伝えしたとおり、腸内細菌は体の中に500種類以上もあるので す。どの腸内細菌を持っているかは、子ども1人ひとりで異なり、どの発酵食品がその子の腸内細菌に合っているのかはわかりません。まったく効かないかもしれないし、下手をすると相性が悪くて下痢をしてしまうかもしれません。

では、どうしたらよいのでしょうか。その答えはお母さんにあります。母親の体に合った発酵食品を食べさせればよいのです。子どものお腹に最初に入る腸内細菌は、産道を通るときにお母さんから譲り受けた腸内細菌でした。お母さんから受け継いだ

ものなのですから、お母さんにとっていいものは、子どもにとってもいい可能性が極めて高いのです。母親が味噌汁好きで毎日食べているのなら、子どもの腸内細菌にもきっと味噌汁が合っているでしょう。親である自分がよく食べていて、体の調子を整えてくれる実感がある発酵食品を、子どもにも与えてあげてください。

ただし、体にいいと思うものでもとりすぎると、逆効果になることもあります。たとえばある家庭で、体のために食後に甘いヨーグルトを欠かさずとっていたとしましょう。すると、知らないうちに甘いものをとる習慣が身についてしまい、ヨーグルト以外でも食事の間に甘いものを間食するようになったり、甘い夜食を食べることが増えていきます。その結果、肥満傾向になったり、動脈硬化が進んだり、高血圧、糖尿病といった生活習慣病になってしまうことがあるのです。

発酵食品を食べる際にも、やりすぎは禁物。何事も過ぎたるは及ばざるが如しということですね。栄養バランスを見ながら、食事の中で自分がよく食べる発酵食品をうまくとり入れていきましょう。

小学生になったら、冷えとり食品と食物繊維を食事にうまくとり入れて

体を冷やさないためには、腸内細菌を活性化することが大切になります。そのためにも、腸内細菌のエネルギー源となる食物繊維をしっかりとりましょう。

わたしたち人間の力だけでは、食物繊維を消化吸収することができません。腸内細菌が食物繊維をオリゴ糖と単糖に分解し、ここに発酵が加わって酢酸、プロピオン酸、酪酸《らくさん》となることで、はじめて食物繊維は有効なエネルギー源となるのです。

食物繊維は1日に20gを目安にとるとよいでしょう。エネルギー源を得た腸内細菌は働きがよくなって、腸内細菌のバランスも理想的な状態に保たれます。

食物繊維というと野菜を思い浮かべる方もいらっしゃるようですが、野菜ならどれでも食物繊維が豊富だとは限りません。見分けるポイントは「煮込むと溶けてしまうかどうか」です。

ホウレン草やタマネギなどは煮込むと溶けてしまいますね。これは食物繊維が少ないためです。反対に煮込んでもさほど溶けたり、煮くずれしたりしないゴボウや海藻類には食物繊維が豊富に含まれています。

また、食物繊維には水溶性食物繊維と不溶性食物繊維との2種類があります。それぞれに働きや特徴が異なるので、余裕があれば、水溶性食物繊維1に対して、不溶性食物繊維2の割合を目安として、食事の中にとり入れましょう。

水溶性食物繊維には、糖分や脂肪の吸収をゆるやかにしたり、お腹の満腹感を長続きさせる効果があります。水溶性食物繊維を豊富に含む食材は、カンピョウ、抹茶、カレー粉、ココア、豆類、ワカメ、メカブなどの海藻類です。

不溶性食物繊維には、腸を刺激して便通を促進したり、腸内の有害物質を体の外に出す働きがあります。不溶性食物繊維を豊富に含んでいるのは、ノリ、寒天などの海藻類と、シイタケ、マッシュルーム、エノキなどのキノコ類、ゼンマイ、ウド、フキなどの山菜類です。

ここまで腸内細菌の話をしてきましたが、具体的な食品の名前が出たところで、冷えとり効果が高い3つの食品についてもふれておきましょう。

小学生になったら、冷えとり食品の代表格、ネギ、ニラ、ショウガをすすんで食べさせましょう。食べられるものが増えてくる小学生であれば、この3つの食品も少し工夫すれば、食べられるはずです。

ネギやニラの辛みはアリシンという成分で構成されており、ショウガにはジンゲロンやショウガオールという辛み成分が含まれています。これらはどちらも血の巡りをよくして体の芯を温めてくれる効果があります。

ネギは刻んで味噌汁をはじめいろいろな料理の薬味として使うといいでしょう。薬味でだんだんネギの味に慣れていけば、おいしさがわかってくるかもしれません。

ネギは、生のままで使うとツーンとくる臭いがします。あの臭いがアリシン。アリシンは、少し加熱すると鼻からも吸い込むことができ、風邪予防に抜群の効果があります。

ニラは食物繊維が豊富で、煮込むことで甘みが増し、子どもも喜ぶでしょう。また、ニラにはβカロテンが豊富に含まれています。βカロテンは油と一緒にとると、吸収率が高くなりますので、油を使った料理にもおすすめです。

ショウガは薄くスライスしたものをハチミツに漬け込んでおきましょう。数枚のシ

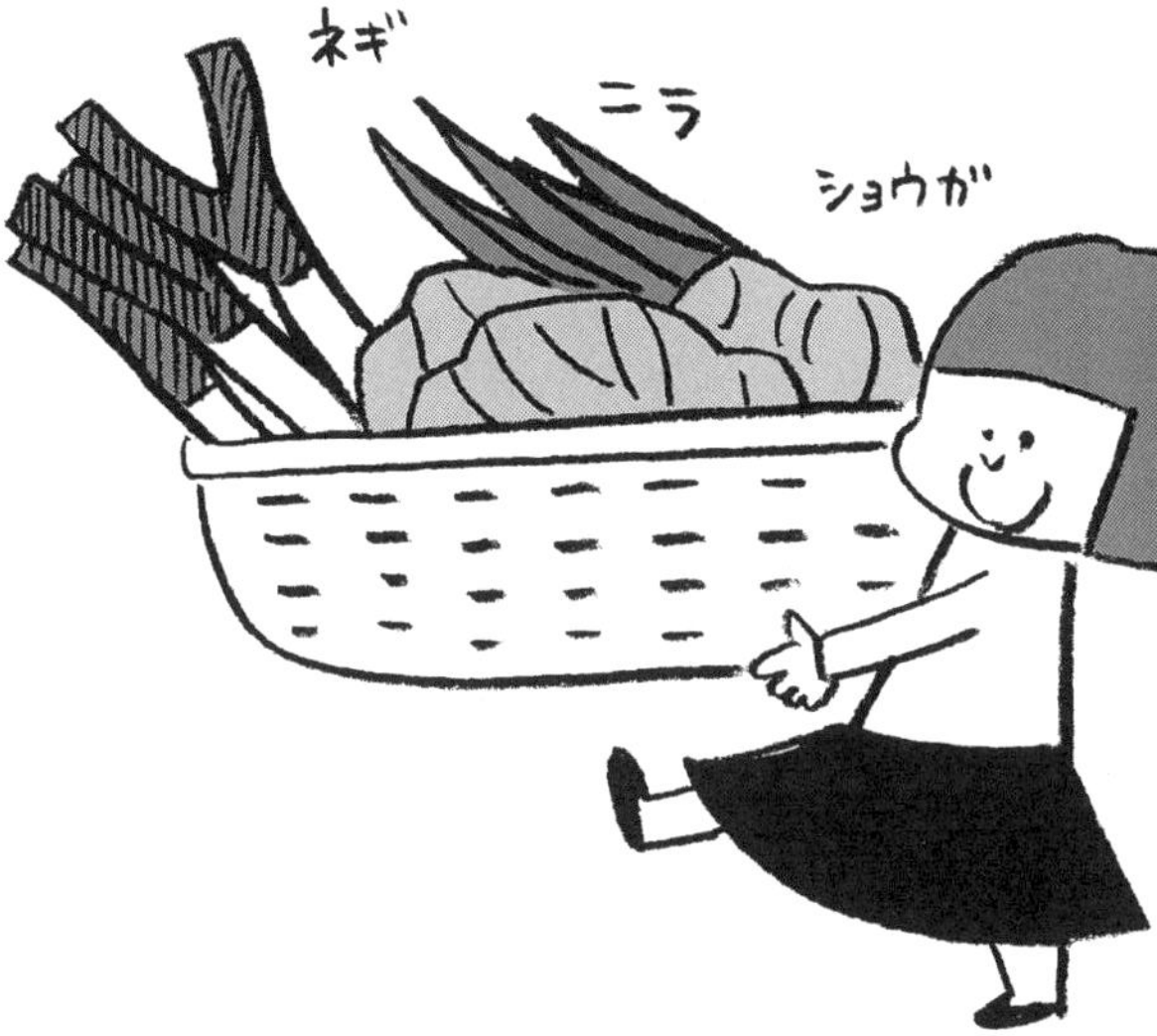

ヨウガスライスをアツアツのお湯に入れ、ショウガ湯をつくるのがおすすめです。これなら、朝の忙しい時間でも簡単にできますし、味もやさしいので子どもでも飲むことができます。
また、ネギやニラからは水溶性の食物繊維がとれます。食物繊維は腸内細菌の栄養でしたね。腸内細菌を活性化させて体を健康にし、風邪をひきづらい体へ変えてくれます。
小学生の頃に、体を温めてくれる食品「ネギ・ニラ・ショウガ」のおいしさに気づき、それが好物になればいうことはありません。

ネギ・ニラ・ショウガ……こうして食べれば、効果が高まる!

腸内細菌によい発酵食品や、ネギ・ニラ・ショウガなどの冷えとり効果のある食品をいくらたくさん食べても、きちんと消化されなければ、体は温まりませんし、食品の持つ健康効果は半減してしまいます。

食事では、食べる食品とともに、食べ方がとても重要になります。そして、食べ方で最も大切なのは、1にも2にも3にも噛むことです。噛めば噛むほど消化しやすくなり、その分、胃や腸への負担が軽減され、何より腸内環境が整いやすくなります。

では、消化について理解していただくために、ここで口から大腸に至るまでの消化の各過程についてお話ししておきましょう。

口に入れた食べ物はそのままの形では食道へ送り込むことはできません。噛むことで小さな塊に変え、かつ、唾液という消化酵素によって口の中で分解されてはじめて食道へ送られるのです。

食べ物を噛んでいると、自然と口の中から唾液が出てきますね。この唾液は噛むほどに分泌量が増え、唾液が多く分泌されればされるほど、食べ物はしっかりと分解されます。

唾液で分解されたものは食道へいきます。食道は食べたものを胃へ送るたんなる管にすぎず、消化にはまったく関わっていません。食べたものが食道をへて、次に入る消化管が胃です。

胃では胃酸が分泌され、食べたものを分解してドロドロのペースト状にします。そして、胃はこのペースト状にまで分解したものを少しずつ十二指腸へと送り出していくのです。

胃の中でペースト状になるまで分解するには時間が必要になりますが、口の中でよく噛んで十分に分解しておけば、それだけ早く消化されますし、反対に、あまり噛まないで飲み込むようなことをすれば、胃で消化されるまでに時間がかかり、胃への負担が大きくなってしまいます。

胃から送り出された食べ物は小腸を通って大腸まで運ばれます。大腸ではその食べ物から水分を吸収して便をつくり、さらに、腸が伸びたり縮んだりしてその便を少しずつ移動させ、最後に直腸から肛門まで送り込んで排出させるのです。

ところで、スイカの種を噛まずに飲み込むと、そのままの形で出てきます。胃から大腸まで素通りしただけで、まったく消化されなかったわけです。でも、スイカの種でもよく噛めば、消化できます。硬い殻をかぶったゴマもすり鉢などでよくすれば、消化できるのと同じ理屈です。

つまり、よく噛むことによって、食べ物を体が消化吸収しやすい形に変えることができるのです。たとえば食物繊維にしても、消化吸収しやすい形に変えることで、はじめて腸内細菌にとって役立ち、そして腸内環境を整える役割も担えますし、ネギ・ニラ・ショウガなどの冷えとり効果のある食品も、よく噛むことで十分に消化吸収され、しっかりと体を温めてくれます。

食べ物がその効果を最大限に発揮するためには、噛むことがとても重要なのです。

いつもより少し多めに噛むだけで、体が芯から温まる

よく噛むことによるメリットは、食べ物の効果を高めるだけではありません。よく噛むことで、体を温めることもできるのです。第3章で少しお話ししたとおり、噛むことは筋肉運動です。しっかり噛み続けることで、顔の筋肉を動かし、熱をつくり、体を温めることができます。

また、しっかり噛むことによって、冷たい食べ物や飲み物を食べたり飲んだりしても、体を冷やすことがなくなります。

わたしは「水は噛んで飲みなさい」と幼い頃、祖母から教わりました。口に含んだ水を何度か奥歯ですりつぶすつもりで噛んでから飲み込むのです。わざわざ奥歯ですりつぶすなんて、まどろっこしく感じられるでしょうが、慣れれば水を噛まないで飲むことに違和感を覚えるぐらい、噛んで飲むことが自然になります。

このように水を噛んで飲むと、それがキンキンに冷えた冷たい水であっても、口の中の熱で温めることができ、体を冷やすことがなくなります。冷たい食べ物や飲み物は体を芯から冷やすと何回か述べましたが、噛むことでその心配がなくなるのです。

幼稚園児の飲食の注意点として水ではなく、常温水や白湯を飲むようにと書きました。それは幼稚園児ではまだ、十分に噛めないからです。歯も永久歯に生え変わり、上手に噛めるようになる小学生では、冷たい水を飲んでもかまいません。冷たいジュースやアイスクリームもよく噛めば、食べてもかまわないのです。

では、口に入れた食べ物は何回ぐらい噛めばよいのでしょう。

噛む力には個人差がありますし、食べ物によって硬さなども異なりますので、回数で示すことには意味があまりないように思います。噛んでいるうちにご飯が甘くなるのを感じられた経験がおありでしょう。これは唾液によって分解が進んだためです。そこで子どもには目安として「甘くなるまで噛むこと」を教えるのがいいでしょう。これを目安にすれば、子どもは「甘くなったかな」と味を意識しながら噛むことになり、味覚の発達を促すことにもつながります。

噛めば噛むほど、子どもの体は健康になる！

よく噛むことで体が温まり、消化吸収が高まり、腸内環境まで整うことがわかっていただけたと思います。

さらにうれしいことに、噛むことにはほかにも子どもの健康な発育に役立つ、多くの効用があるのです――。

よく噛むと、唾液がたくさん出ます。唾液は口の中の食べカスや歯垢《しこう》、さらには虫歯菌などのバイ菌を洗い流して、口腔内《こうくうない》をより衛生的に保ってくれています。よく噛んで食べれば、虫歯の予防にもつながるのです。

また、噛むことで子どもの味覚が発達します。時間をかけて噛めば意識が味へいくので、自然に味わうことを覚えられ、味覚の発達を促すことができるのです。

さらに、咀嚼《そしゃく》することでセロトニンの分泌が盛んになります。セロトニンは脳と大腸で生成されるホルモンで、学習能力を高め、精神を安定させる作用があります。小学生の頃からしっかりと噛む習慣をつけておけば、セロトニンがよく分泌され、勉強が得意なしっかりした子どもに育てることもできるでしょう。

よく噛むことで、咀嚼筋、口輪筋《こうりんきん》など口のまわりの筋肉も鍛えられます。これも、子どもの健やかな成長を支える大事な要素となるのです。最近では、ポカーンと口を開けたままで授業を聞いている子どもが増えています。口を開けたままの姿は、少し滑稽《こっけい》な印象を周囲の人に与えてしまいます。さらに口を開けていることは、見た目の印象を悪くするだけでなく、風邪の原因にもなるのです。

人が1日に吸い込む空気の量は、約1万リットル以上といわれています。この中には、ほこりや細菌、ウイルスといったものがたくさん含まれています。口から空気を吸い込むと、風邪の原因となる病原体を吸い込むだけでなく、冬であれば、冷たく乾いた空気を直接、肺の中へ吸い込むことになります。

よく噛むことで、口周辺の筋肉が発達すれば、自然と口を閉じて鼻呼吸ができるようになります。鼻呼吸になると、鼻の穴の中にある鼻毛、線毛などが、病原体を体に入れないようにして、体を守ってくれるのです。冷たく乾いた空気も鼻の穴から入れば、温められ、かつ、適度に加湿されるので、風邪をひきにくくなります。

ただし、「よく噛んで食べないとダメだよ」といくら言っても、小学生ぐらいの子どもであれば、早食いをしてしまうことが多いでしょう。よく噛むことが習慣づいていない子どもに、噛むことを習慣づけるにはどうすればいいのでしょうか。

よくいわれるのが、ひと口ごとに箸を置かせる、食品の数を増やすなどといったものですが、家事や仕事で忙しい親御さんには、実践が難しいかもしれません。

そういうときには、硬いものを食べさせるという方法が有効です。硬いものなら時間をかけて噛まないわけにはいかないし、成長期の子どもであれば、硬い食べ物を噛むことで歯を強くすることもできます。キュウリを使った料理を献立に加えてみましょう。キュウリは何度も噛まないと飲み込めません。ある研究によると、キュウリは小さく切っても噛む回数を減らすことができなかったそうです。手間をかけず、噛む練習をするには、キュウリをうまく活用するとよいでしょう。

子どもの心と体が冷えているかは「便」でわかった!

子どもの体が冷えているか否かは、子どもの手や足に触れることでわかるという話を第2章でしました。実は、子どもの体が冷えていないか、健康か否かを確認する方法はほかにもあります。それが、子どもの便を見ることです。

大学で腸内細菌の研究をしていた頃、マウスを使って腸内細菌の実験を行ったことがあります。マウスを、腸内細菌のバランスを整える漢方薬を飲ませたグループと飲ませなかったグループに分け、それぞれの肝臓の半分を切除するというものでした。漢方薬を飲ませなかったグループでは、手術後、腸内細菌のバランスが大きく変化し、便が下痢のようになり、体力を失って食事の量が減り、体重も減少していったのです。ところが、漢方薬を飲ませたマウスたちは、手術後も腸内細菌のバランスに変化が見られず、便の状態も変わりがなく、しかも、体力、食事の量、体重の変化もほとんど見られませんでした。

この実験はわたしに２つの大切なことを教えてくれました。

１つ目は、大きなストレスがかかったとき、腸内細菌のバランスは変化し、それによって便の状態が変わるということ。

２つ目は、腸内細菌のバランスを保つことができれば、たとえ大きなストレスがかかっても安定した体調を保持できるということです。

肝臓の切除は大きなストレスにあたります。何の対策もされずに大きなストレスを受けたマウスは、腸内細菌のバランスを崩して、それに伴い便の状態が変わりました。ところが、漢方薬を飲んで腸内細菌のバランスを保っていたマウスは、肝臓切除という大きなストレスがかかっても体調を崩すことがなかったのです。日頃から腸内細菌のバランスを整えることがいかに重要か、再認識していただけたかと思います。

似たような経験は、わたしが外科医として多くの手術を手がける中でもありました。つまり、手術の前後では患者さんたちの体力が著しく低下し、下痢や便秘になるなど便通も変化したのです。

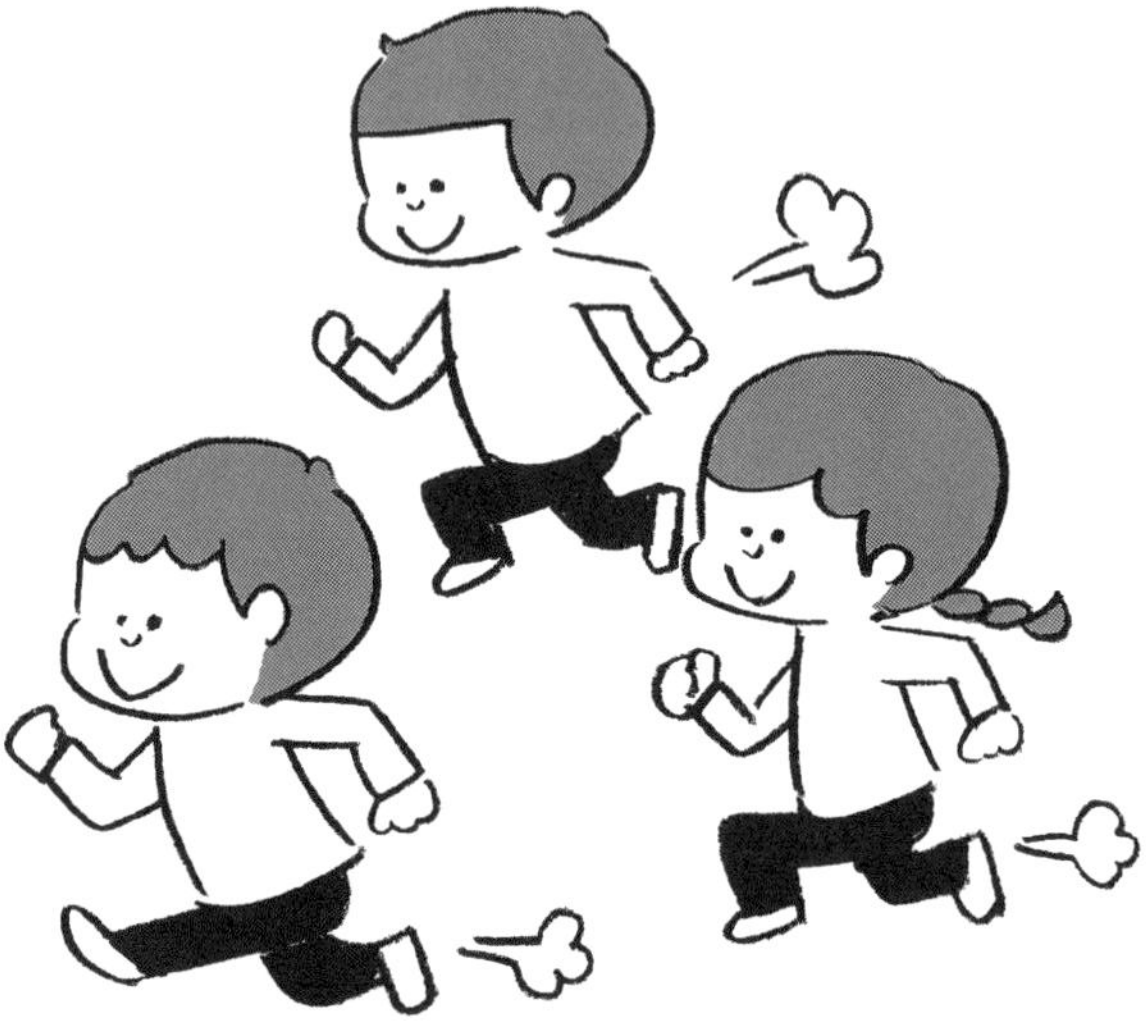

子どもの心や体になんらかのストレスがかかって体が冷えているときも、腸内細菌のバランスが崩れていると考えられます。そして、腸内細菌のバランスの変化は便の状態に反映されるので、便の状態は、子どものストレスの有無や、それによる体の冷えなど、子どもの体調を示す指標になるのです。

残念ながら、親には子どものお腹の中の腸内細菌を直接見たり、調べたりすることはできません。でも、子どもの便の状態ならチェックできます。そして、便の状態がチェックできれば、子どもの腸内細菌のバランスを知ることができるのです。

便は子どもの心と体の状態を知るうえでの大切な情報源といえるでしょう。

便の状態を見分けられる親になろう

子どもに大きなストレスがかかり、体が冷えてしまうと、腸内細菌のバランスに変化が現れます。

腸内細菌のバランスを知ることは、子どもの心と体が健康か否かを把握することであり、そのための有効な手立てが子どもの便をチェックすることでした。

つまり、子どもの便を見分けられれば、子どもの健康状態を簡単に把握できるようになるのです。

子どもの便を見る前にまずは、ご自分の排便の状態をチェックしてみましょう。

家族でまったく違うものを食べていれば別ですが、親と子どもが同じものを食べている場合、親であるあなたの排便の状態がよくなければ、子どもの便の状態も、健康状態もよくない可能性があります。

あなたはいつも快便でしょうか。下痢気味だったり、便秘気味ではありませんか。実は、下痢と便秘については、医学的に決められた基準はないのです。医療現場では下痢と便秘を比較するときには、次のページに示したような「ブリストル便形状スケール」というものを使っています。

これは形で便を分類する方法で、たとえばウサギの糞のように、コロコロしたものはタイプ1、水のような下痢はタイプ7になります。タイプ1と2は明らかな便秘の便ですし、タイプ5から7は下痢の便です。タイプ3と4がほぼ正常の便と考えてよいでしょう。

タイプ3、4の正常な便であれば、あなたの腸内細菌はバランスのとれた状態を保っているといえます。健康状態もいいし、ストレスもさほど抱えていないはずです。

便秘気味のタイプ1、2、また、下痢気味のタイプ5、6、7であれば、腸内細菌のバランスが崩れていると考えて間違いありません。栄養バランスがとれていなかったり、ストレスがたまっていることが原因でしょう。

ブリストル便形状スケール

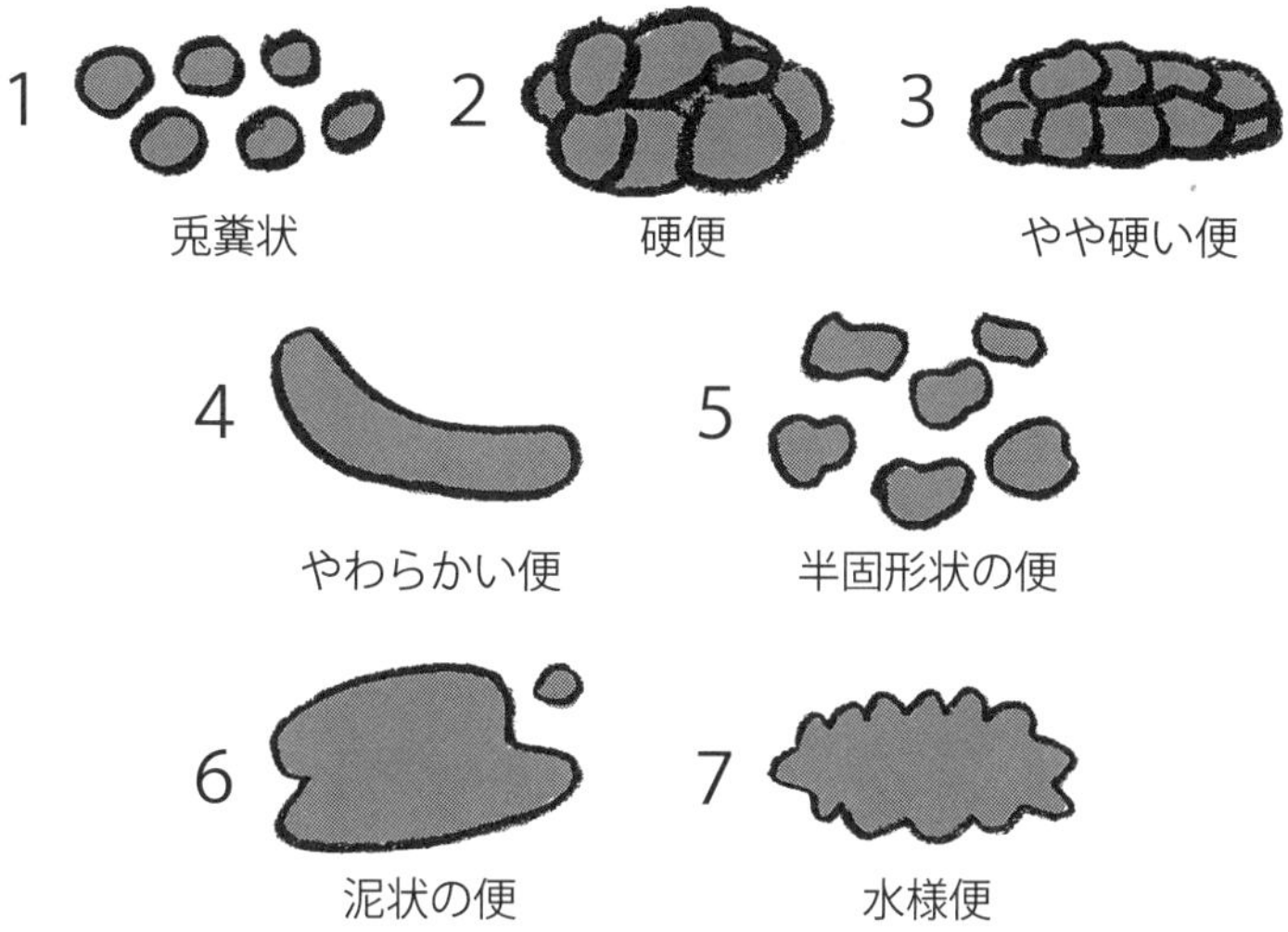

ご自分の便の見極めができるようになったら、今度は子どもの便を見てみましょう。便を見ることで、子どもの体が冷えていないか、腸内は健康か否かを簡単に診断できます。子どもの便のチェックをぜひ日課にしましょう。

小学生も高学年になると、親が便を見ることも難しくなるでしょう。

そういう場合は、便の状態をさりげなく聞いてみましょう。また、子どもが自分自身で体調管理ができるようになるためにも、ブリストル便形状スケールを見せて、子どもに便と体調の関係について教えることも大切だと思います。

胃腸を冷やさない食事で、子どもの心と体を守る

子どもの腸内環境にとってよくないことが起きていたり、子どもの体が不調に陥っているとき、その状態はたいてい、下痢か、あるいは便秘というかたちで現れます。そして、下痢や便秘を改善する中で、多くの場合、腸内環境が整えられ体調も改善していくのです。

そこでまず、子どもが下痢をしているときや、下痢気味のときの対処法をお伝えしましょう。

下痢の原因はさまざまです。お腹の風邪や食中毒など感染症が多いのですが、辛いものや油の多いものを食べたときなどになる場合もありますし、中には、牛乳を飲むと下痢をしてしまう子どももいます。

子どもが下痢気味で、元気がないときは、まず、食事をできるだけ温かいものに変えてみましょう。消化管を冷やすことは、下痢の原因になります。特に胃腸が冷えると、食べたものをうまく消化吸収できずに下痢を起こしてしまうのです。下痢を食事で改善するときに大きなポイントとなるのは、食事の温度。子どもが下痢をしていたら、温かい食事をとらせることを意識してください。

さらに、それに加えて一日に何度も白湯を飲ませましょう。朝起きたとき、学校から帰ってきたとき、夜寝るとき、というように1日に何回も白湯を繰り返し飲ませるのです。

これだけで子どもの消化管はじんわり温まり、下痢の多くは回復へ向かいます。

また、ブリストル便形状スケールのタイプ5程度の下痢が続いているような場合は、1日に何回も白湯を飲ませると同時に、体を温める服装も心がけるようにしましょう。そうすれば、体が温まり、下痢が解消される日がくるはずです。

便通が正常に戻れば、腸内環境がよくなり腸内細菌のバランスも整えられるので、免疫力も高まって、子どもは元気をとり戻すことでしょう。

また、下痢対策のためだけでなく、常日頃から消化管は冷やしすぎない方がいいことを肝に銘じておきましょう。消化管を冷やすことで、命にも関わる危険な状態になることがあるのです。

たとえば、かき氷を何杯も食べたとします。すると、まず胃腸が冷え、体温が低下してきます。さらにかき氷を食べ続けると、腸が動かなくなり、体温の低下により全身の血の巡りが悪くなってきます。

それでもかき氷を食べ続けたとしましょう。すると、手や足などの循環不全が起き、さらには肝臓、腎臓などの重要な臓器の機能も低下していきます。最後には、脳神経など中枢神経の機能も低下し、眠気やだるさが起こり、命の危険にさらされるのです。消化管を冷やすということが、いかに健康にとってよくないことかわかっていただけたでしょう。

しっかり噛むことで、ある程度は食べ物を口の中で温めることはできますが、それにも限度があります。できるだけ温かい食べ物や飲み物をとって、消化管を冷やさないようにすることが大切なのです。

白湯＋食物繊維で、便秘知らずの体に変わる

次に便秘対策について見ていきましょう。便は約60％が水分、約20％が腸の細胞、約10～15％が腸内細菌、残りが栄養を吸収されたあとの食物の残りカスでできています。腸内細菌は食物繊維を分解してさまざまなエネルギー源に換えてくれます。その中にはもちろん、腸のエネルギー源となる物質もあるので、腸内細菌がうまく働くと、腸自体の働きもよくなるのです。たとえば、食物繊維から腸内細菌がつくる「酪酸」という物質は、直腸の粘膜のエネルギー源になります。腸内細菌のバランスが整っていれば、腸自体もよく働いてくれます。

しかし、腸内細菌の栄養である食物繊維が不足してしまうと、腸内細菌も腸の動きも悪くなり、食べたものを運ぶことができなくなります。これが、便秘です。便秘とは、腸の中で便が「渋滞」している状態ともいえます。そのため、お腹が痛くなった

り、食欲がなくなったりし、子どもによっては吐き気を覚えることもあるのです。また、長期間便が腸にとどまると、有害物質が発生して、腸内環境が悪化します。その結果、腸内細菌のバランスも崩れて、免疫機能が低下するなど、便秘は体のさまざまな不調の原因ともなるのです。

子どもの便秘の大半は腸の動きが悪いために起きる「機能性便秘」といわれるものです。これには、第3章でご紹介した「お腹のマッサージ」（106ページ）が効果的ですし、下痢のときと同じように、温かいお湯を飲むこともおすすめです。お湯で腸を温めるだけでも、腸の動きはスムーズになります。

そしてもう1つ、便秘解消に威力を発揮するのが、食物繊維をたっぷりとることです。腸内細菌に食物繊維という食事を与えることで、腸内細菌は活性化され、腸の動きも活発になり、便秘解消につながるのです。水溶性食物繊維は腸内の余分な水分を吸収して、便をやわらかくする働きがあり、不溶性食物繊維は便のカサを増やすことで腸管を刺激し、腸の蠕動《ぜんどう》運動（伸び縮みして、便を押し出す運動）を促す働きをします。食物繊維の1日の摂取量の目安は20g。この20gを水溶性1に対して、不溶性2の割合でとると、便秘もすっきり解消できるでしょう。

運動が食事の「温め効果」を最大限に引き出す

ここまで腸内細菌のバランスを整える食事を通して、体を温めることを考えてきました。そして、この食事による効果を最大限に引き出すのが運動です。運動には食品から摂取したカロリーを効率よく燃やして熱に換え、あるいは細胞を活性化させて栄養の吸収を高めるといった効用があります。

食事と運動は、子どもの体を温めるうえでも、子どもの健康的な成長を促すうえでも欠かせない、車の両輪のようなものなのです。

冬の寒い日でもスピードを上げて歩けば、すぐに体は温かくなってきます。このことからもわかるように、運動は体を短時間で温める即効性にすぐれており、その点では食事を凌駕《りょうが》しているといえるでしょう。筋肉は体の中で最大の発熱源です。運動によって熱が発生すれば深部体温が上がり、深部体温が約37度になると全身の酵素が活性化しますので、免疫力をはじめ体のさまざまな機能が活発に働くようになります。また、運動には体を温める以外にも、子どもの成長にとってよい効果が多くありま す。運動をしている子としていない子を比較すると、運動をしている子の方が、成績がよいという研究結果もあるのです。これは運動によって、脳の機能が活性化されるためでしょう。

運動するときは実際に頭を非常に使っています。転ばないように考えなければならない、相手の次の動きを「予測」しなければならない、いろいろな条件を常に計算しながら、その中で最もよい方法をとることを考えなければなりません。

運動をすることは、熱を発生させて体を芯から温めるためにも、そして、脳を活性化させ発達させるためにも、子どもの成長にとって欠かせない活動です。小学生では筋肉も骨もぐんぐん発達してきます。運動らしい運動ができるようになるこの時期に、運動を通して体を温め、健康に保つことの大切さを学ばせてあげるとよいでしょう。

リズミカルな運動で、体温が上がり、セロトニンも増える！

小学校に上がると体育の授業がありますので、学校では今の子どもたちも昔の子どもたちと同じくらい体を動かしていると思います。ただし、放課後の自由な時間は塾通いや勉強によって、運動の時間がどんどん減っているのが現状でしょう。だからこそ限られた時間で、子どもにとってよい効果が得られる運動ができるとよいですね。

運動の中には、セロトニンの分泌を促すものがあるのをご存じでしょうか。

セロトニンは脳の働きを高めて精神を安定化させるホルモンで、このセロトニンの分泌を促すことは、ストレスを解消するのにも大きな効果があります。

セロトニンの分泌を高めるには運動の中でも単純な動きを繰り返すものや、リズミカルな動きを伴ったものが効果的です。たとえば、縄跳びや、ランニング、あるいは最近、小学校の授業でもとり入れられているダンスなどもいいでしょう。もちろん、歩くだけでもいい運動になります。ただし、トボトボ、ダラダラと歩いていては、セロトニンは分泌してくれません。子どもには、胸を張ってリズミカルに歩くように教えるとよいでしょう。

子どもの運動神経を育てるためには、小さな頃からよく体を動かすことが大切です。走ったり、飛んだり、グルグル回ったりすることで、子どもたちは自分の体の使い方を学んでいき、運動神経を発達させていきます。また、外で体を動かすことだけが、運動神経を育てるわけではありません。字を書いたり、はさみを使ったりするなど手先を動かしているうちに、自分の体をバランスよく動かすことができるようになり、運動も得意になるので、子どもにはさまざまな経験をさせるとよいでしょう。

ただし、体がまだしっかりできあがっていない子どもにとって、負荷がかかる運動は好ましくありません。バーベル上げやスクワットなどの過度なトレーニングは、小さな体には大きな負担になってしまいます。関節を痛めたり、骨が変形してしまったりという悪影響を及ぼしかねないので、注意してください。

運動をするタイミングとしておすすめなのは「食後」です。

昔の人は「食べてすぐ寝ると牛になる」といって、よく子どもを戒めました。お腹いっぱい食べてゴロンと横になるのはお行儀が悪いというわけです。お行儀が悪いかどうかは別にして、健康のためにも食後に体を動かした方がよいことが、最近の研究で証明されています。

運動をしてから食べると、お腹がすいているために、食べる量が増えてしまいがちです。すると、いわば飢餓状態にある体が皮下脂肪をより多くため込もうとして、太りやすくなってしまうのです。

反対に食後に運動をすれば、食事の熱量が活力となって運動能力が高まりますし、体も空腹でない分、安心して皮下脂肪を燃やそうとします。

とはいえ食べた直後に体を動かせば、まだ胃の中にある食べ物が物理的に振動させられるので、苦しくなって吐いてしまうかもしれません。

食べ終わって30分から1時間後を目安にして、運動を始めるとよいでしょう。

安全な運動に欠かせない靴選びには、最適な「時期」がある

小学生の子どもの体を温めるために大切なのは、運動です。

それでは、子どもが運動をするときに一番大切な「装備」は何でしょうか。それはずばり、靴です。ヘルメットをかぶらせて動きやすい服を着せていても、足元が安定していなければ転んでしまいます。足元をしっかり支える靴を履くことで、子どもは気持ちよく運動ができるわけです。

幼稚園児ではまだまだ運動量が少なく、体に大きな負担をかけるようなスポーツをする機会も少ないでしょう。でも、小学生ともなるとサッカーや野球など激しい動きを伴うスポーツをするようになったり、ドッジボールなどをして遊ぶようにもなります。急激に運動量が増える小学生では、特に靴選びが重要になり、子どものために正しい靴を選ぶことは、親の責任ともいえるのです。

子どもの靴選びのポイントでまず大事なのは、とにかく足のサイズにぴったり合っていること。ぴったり合った靴を履くことで、子どもはよい姿勢で歩けるようになります。反対に、サイズの合わない靴では、よい姿勢で歩けといわれても無理な相談でしょう。

幼い子どもの足は、いまだ発達段階にあります。つまり、足の骨ができあがっていなくて、軟骨のような状態なのです。軟骨が硬くてしっかりとした骨になるには、中学生まで待たなければなりません。それまでの間、小さくてやわらかな足を守るのが、靴です。足に合わない靴を履かせていると、骨がやわらかな分、足が変形してしまい、外反母趾《がいはんぼし》や偏平足、浮き足などの原因になりかねません。

きつすぎて足を圧迫していないか、大きすぎてブカブカしていないか、どこか足があたっている場所がないか、などを慎重に見極めて、子どもの足にぴったりとフィットする靴を選んであげましょう。

けれど、そうやって慎重に選んだ靴もあっという間に子どもの足に合わなくなってしまいます。子どもの体の成長は猛スピードともいえる速さです。足もその例外ではないのですから、親は大変ですね。

そこで、小学生の子どもの靴選びの際に役立つ情報を少しご紹介しましょう。

子どもの足の成長のスピードは、季節によって異なることがある調査でわかっています。成長のスピードが速くなるのが春と夏です。ですから、子どもの足に合った靴をできるだけ長く履かせるには、夏の終わり頃に靴を買うのがいいといえます。ちなみに、身長が最も伸び、体重が最も増える季節はともに秋です。

皆さんは子どもの足が大きくなるのは、いつ頃までかご存じですか。

あくまでも平均ですが、男の子の場合は中学3年生まで、女の子は中学1年生までといわれています。それまでは、親は子どもの足の成長ぶりにあきれ果てながら、靴選びを何度もしなくてはいけないのかもしれません。

足のサイズにぴったり合った靴を選ぶには、専門家の意見を聞いてみるのがおすすめです。靴屋さんやデパートなどの靴専門コーナーには、靴のサイズの測り方や靴の選び方などについて専門知識を持ったスペシャリストがいます。

勉強かたがた、ぜひ一度相談してみるとよいでしょう。

乾燥対策をして運動をすれば、子どもはもっと健康になる

子どもに運動をさせるときに親が気をつけてあげたいポイントが、靴のほかにもう1つあります。それは「乾燥対策をしてから、運動をさせる」ということです。運動をするときに乾燥対策をしなければならないというのは、意外だと思われる方もいるかもしれません。大人に比べると、子どもの肌はツヤツヤと潤って見えますが、実は子どもの肌はとても乾燥しやすいのです。そのため、乾燥対策をしないまま運動を続けると、肌の乾燥がひどくなって肌トラブルを起こしたり、肌の乾燥が原因のアレルギーを引き起こすことがあります。

まず、簡単に皮膚の構造とその働きをご説明しましょう。

わたしたちの皮膚は、大きく分けて3つの層から構成されています。目に見える一番外側の部分が、「表皮」。その下にあるのが「真皮」、さらにその下にあるのが、皮

膚と筋肉・骨の間にある「皮下組織」という部分です。たとえば、何かの拍子に指先を傷つけたとします。そのとき血が出なければ、傷は肌の一番表面にある表皮という部分までしか達していません。しかし、血が出たとなると傷は表皮の下にある真皮という部分まで達していると考えられます。

一番外側にある表皮はラップと同じ、たった0・2㎜の厚さしかありません。潤いのある健康な肌というのは、この表皮の中に水分が十分に含まれている状態をいいます。水分をしっかり含んだ表皮にはバリア機能があり、ウイルスなどの外敵が体の中に入らないように、わたしたちの体を守ってくれています。つまり、健康な表皮は体全体を包む「防御服」の役割をするものだといえるのです。

この防御服の役割をしっかり機能させるには、水分だけでなく油分が必要になります。肌に水分が十分に含まれていても、それだけでは肌から水分はすぐに蒸発して逃げていってしまうからです。水分を乾燥から防ぎ、表皮から逃さないための「フタ」としての油分が必要となるわけです。

しかし、幼稚園から小学校の子どもはまだ、皮脂腺という器官の働きが不十分で、皮膚の上でバリアのような役割をして皮膚を守ってくれる「皮膜（油分）」を十分につくれず、肌から水分が逃げやすい状態にあります。

そのため、小学生の子どもたちが十分な乾燥対策をせずに体を動かし続けると、肌からは水分がどんどん蒸発していってしまいます。このような状態が続くと、肌質自体が乾燥肌に変わってしまうこともあるのです。

最近の研究では、乾燥肌がアレルギーの原因になることもわかっています。乾燥肌になると表皮のバリア機能がうまく働かなくなるため、体の中へ侵入してくる外敵から身を守るために、真皮にある免疫細胞が表皮までアンテナを張るようになるのです。すると、ふだんは免疫細胞のアンテナに感知されていなかったものまで、感知されるようになります。そば、ピーナッツなど、肌に触れたものが外敵となり、それに対して体がアレルギー反応を起こすようになってしまうのです。子どもの乾燥対策は、子どもの体を守るためにとても大事なことだといえます。

それでは、具体的にはどのように乾燥対策をすればよいのでしょうか。

子どもの乾燥肌を防ぐためには、ポイントが2つあります。1つ目が、表皮の保湿をすること。2つ目が真皮を活性化することです。

この2つは、すでに乾燥肌になっているお子さんの肌の状態を改善するためにも重要ですので、ぜひ活用してみてください。

表皮を保湿するには、肌から蒸発していく水分を油分で閉じ込めることが大切です。ここで役立つのがワセリン。ワセリンはさまざまな化粧品や軟膏《なんこう》にも使われている保湿剤で、薬局などで購入できます。油分のかわりとなってくれるワセリンを子どもの肌にやさしく塗ってあげましょう。「シャワーや入浴後の肌が温かい間に塗る」「タオルで水滴を拭く前の濡れている肌に塗る」という2つのポイントを押さえれば、表皮に水分を効果的に閉じ込めることができます。

真皮を活性化するには、体を温めることが重要です。体を温めて体中の皮膚に十分な血が巡るようになると、表皮の下にある真皮にも十分な栄養が届きます。真皮がいきいきと健康になれば、その上にある表皮も潤いをしっかりと保った健康な肌に変わっていくのです。

子どもの体を守るため、子どもに安心して運動をさせるため、日々の乾燥対策を心がけましょう。

小学生に多い「水毒」を治せば、子どもの冷え症は改善できる！

小学生になるとよく動くようになる分、運動後などに冷たい水を一気飲みすることが多くなります。また、自分のおこづかいをもらえる子どもも増えてきて、そのお金でアイスクリームやかき氷など、冷たいものを買って食べるということも多いようです。コンビニエンスストアでは一年中、気軽に冷たい飲み物や食べ物が手に入りますから、子どもたちは自然と、胃腸に冷たいものを入れてしまいがちです。

そんな小学生たちに多く見られるのが、体の中の水のバランスを崩している「水毒」という状態です。水毒とは漢方医学の用語で、水を多くとりすぎていたり、逆に水不足になっていたり、あるいは体の中でうまく水を使えていない状態に陥っていることを指します。水毒というと、何だかちょっと恐い感じがしますね。

実は小学生ぐらいの子どもは、まだまだ体の代謝が十分に発達していないため、体の中の水分のコントロールがうまくできません。そのため、脱水による熱中症になったり、水分のとりすぎによってむくんだり……と、体の中の水分をうまく使えず、水毒に陥りやすいのです。

体の中の本来あるべきところに水がなく、なくてもいいところに水が多すぎるというのも水毒の症状です。足のむくみなどは、なくてもいい場所に水がたまってしまっている最たる例だといえるでしょう。このほかにも水毒の症状には、手足末端の冷え、口の渇き、汗の異常、めまい、頭痛、耳鳴りなどがあります。

水毒も、先に出てきた「気虚」と同様に体の冷えの原因になります。汗をかいたあとで体を濡れたままにしておくと、だんだん体が冷え、風邪をひいてしまいますよね。また、指先を水で少し濡らしただけでも、指先はひんやりとしてきます。水は体から熱を奪っていくのです。体内の水の割合が多すぎたり、本来はなくてもいいところに水が多く存在すれば、体はどんどん冷えていきます。

小学生の体の冷えにおいては、水毒が原因になっていることが多いのです。

水毒による冷えも、気虚のときと同様に漢方薬で治すことができます。

漢方薬で水毒を治し、冷え症を克服した小学４年生のCちゃんのことをお話ししましょう。

Cちゃんは、冬になると手足にシモヤケができて、いつも困っていたそうです。わたしのクリニックにCちゃんがやってきたのも冬のことでした。クリニックに来たとき、Cちゃんの指先はシモヤケで真っ赤にはれ上がっていました。小児科で軟膏をもらって塗っているとのことでしたが、なかなか治りがよくなかったようです。その年の夏の体育の時間中に熱中症で倒れたこともあって、心配したお母さんがわたしのクリニックへCちゃんを連れてきたのです。

Cちゃんは、色白でぽっちゃりとした体形をしている女の子でした。甘いものが好きで、かわいらしい服を着ていました。わたしは診療の結果、水毒と診断して、シナモンが入った漢方薬「五苓散《ごれいさん》」をCちゃんに処方しました。

五苓散はむくみ、胃腸障害、下痢、悪心《おしん》、嘔吐などに用いる漢方薬です。シナモンの香りが気に入ったCちゃんは、毎日欠かさず五苓散を飲んでくれたのです。

漢方薬を内服し始めてから２週間後、どこかすっきりした顔つきでCちゃんが診察室へ入ってきました。話によると、それまで小水が1日数回だったのが、何度も出るようになり、便通も毎日、よい形のものが出るようになったそうです。Cちゃん自身も手足の冷えが気にならなくなり、お母さんから見ても、以前より元気に遊び回るようになったということでした。

次の冬を迎えたときには、Cちゃんはすっかり元気になっていました。シモヤケになることもなく、冷え症も改善し、元気に毎日を送っていると、お母さんから連絡があったのです。

Cちゃんの場合は、最初の2週間で漢方薬の効果がはっきりと出ました。

漢方薬というと、即効性がなくじんわり効果が出るというイメージをお持ちでしょう。でも、五苓散のように、即効性のある漢方薬はたくさんあり、使い方次第では数分で症状が改善する場合もあります。風邪、頭痛、めまいなど、すぐに対応する必要がある症状が出たとき、漢方薬をうまく活用することで、苦しい症状を解決することもできるのです。病気のときの1つの選択肢として漢方薬というものも考えてほしいと、わたしは思っています。

第5章

中学生の心と体の温め方

大きなストレスを抱え込みやすい、中学生の子どもたち

中学生になると骨も丈夫になって、筋肉もついてきます。幼稚園児や小学生に比べると、すでに「小さな大人」といえるほど肉体的にも、精神的にも成長しています。しかし、この小さな大人は、これまで経験したことがないほどの大きなストレスを抱え込んでいることが多いのです。

この年頃ではホルモンのバランスが急激に変わり、男の子は男らしい体に、女の子は女らしい体へと変わっていきます。子どもはこのような体の大きな変化に戸惑い、ときには不安や嫌悪感を覚えるかもしれません。体という器がホルモンの変化という嵐に揺さぶられ、そのせいで器の中の心も激しく動揺している状態なのが、この年代の子どもたちといえるでしょう。

また、現代の中学生たちは社会のストレスを一身に受けながら育ってきたという面でも、抱え込んでいるストレスが非常に多いと思います。

さまざまな分野の技術が進歩して生活水準は向上し、生活はとても便利なものになりました。しかし、その中で人々はゆとりを失い、その生活は慌ただしいものになっています。

今の子どもたちは物質的にも教育環境的にも、非常に恵まれている反面、ゆとりのない現代社会を反映するかのように彼らの生活もまた、ゆとりのないものに変わってしまいました。自然に接する機会が著しく減り、家事を手伝う時間も極端に少ないまま育ってきた子どもが多くいるのです。

つまり、今の子どもたちは、社会が生んだ問題までも抱え込んでいるといえます。そしてそれは、ストレスというかたちで、子どもたちの心や体にのしかかっているのです。

さらに、現代の子どもたちは大きなストレスを抱えながら、それらを発散するすべを持っていません。ストレス発散には体を動かすことが最も有効だといえますが、最近では、テレビゲームなどの仮想世界の遊びが中心となってしまい、体を使うことが少なくなったからです。

社会のストレスを抱え込み、さらにはそのストレスを発散する方法を知らずに成長してしまう子どもたち。特に今の中学生たちの多くは、ゆとりのない社会が生む問題、許容範囲を超える情報量、塾や部活で忙しい日々……と、膨大なストレスを体の中にため込んでいるのです。


中学生になると、成長の過程としてホルモンバランスが大きく変わる時期を迎えます。この時期は反抗期と呼ばれる独特な時期でもあるのです。この時期、親の言葉は耳から耳へ、素通りしてしまうことが多くなります。

医学的には、自分のことをまわりと区別するようになる2〜4歳の頃にまず第一次反抗期を迎えることがわかっています。それまで素直に親のいいつけを守ることができた子どもが、「イヤイヤ」をするようになるのです。さらに、自分をひとりの人間として確立しようとする時期が第二次反抗期です。

第一次反抗期に比べて第二次反抗期の方が、子どもにも親にも劇的なことがより多く起きるでしょう。子どもから大人へ成長するために、子どもたちは悩み、苦しみ、その結果、理解しがたい行動をとったりするのです。

自分自身の体と心の変化に戸惑い、苦しみ、やりきれない気持ちを抱えて、そのストレスで押しつぶされそうになる――。これが第二次反抗期の大きな特徴です。

第二次反抗期を迎えた子どもは、親の言葉に思いもよらない汚い言葉で返事をしたり、信じられない態度をとったりします。しかし、これは子ども自身の苦痛の表現の1つであり、子どもの中で起こる変化が、意思や思考とは関係なくやらせていることなのです。ですから、どんなにさとしても、どんなに説明しても、子どもは親に対して素直な言葉や自然な態度をとることが難しいわけです。

そのため、反抗期の子どもを持つ親も、大きなストレスを抱えることになります。しかし、一番ストレスを感じているのは、子ども自身です。子どもたちは人生で最大のストレスの渦の中で、毎日を過ごしているのですから。

中学生の子どもたちの多大なストレスを少しでも軽くしてあげるには、どうすればよいのでしょう。

子どもが自分で解決するまで、好きなようにさせておくのがいいという人もいれば、とことん話を聞いて子どものサポートをした方がいいという人もいるでしょう。反抗期の子どもへの接し方は、子ども1人ひとりの性格によって違ってくると思います。こうすればよい、ああしたらよいといった、テレビやインターネットの情報はここでは役に立ちません。

ただ、どんな性格の子どもに対しても、親としてやれることがあります。それは、幼稚園児や小学生と同様、心と体を温めるための生活環境を整え、正しい生活習慣を身につけさせることです。このことはきっと、わたしたち自身も昔、親や祖父母にしてもらってきたことだと思います。

中学生になると、服装に関しては自分の意思がかなりあるでしょうから、何を着るべきかを細かく指示などするのは、難しいでしょう。それでも寒い時期であれば「首を冷やさない方が、寒くないみたいだよ」などとアドバイスすることはできるはずです。

食事に関しては、子どもが中学生になっても、親が中心的な役割を果たすことになるでしょう。そのとき気をつけることは、三大栄養素のバランスです。偏った食事は、偏った心と体をつくります。タンパク質、脂質、炭水化物のバランスがよく、食物繊維が豊富な献立を用意してあげてください。また、忙しい朝の時間でも、子どもが牛乳１杯で出かけることがないように、温かな味噌汁やスープなどをメニューに加えましょう。

そして、大きなストレスを抱えている年頃だからこそ、何よりも重要になるのが睡眠の環境を整えることです。質のよい睡眠ほど悩みを抱えた心に効く「薬」はありません。睡眠には、すばらしい力があります。単に体の疲れをとるだけでなく、中学生の体をしっかりと温め、心と体の成長を促し、免疫力を高める作用もあるのです。

質のよい睡眠のためには、メラトニンというホルモンが必要になるのですが、成長の過程で、メラトニンの分泌は減少してきます。その時期はちょうど、第二次反抗期を迎えるあたり。これまでにない強いストレスを受ける時期に重なることから、中学生になると、寝つきが悪くなったり、深い睡眠がとれなかったりする子どもも増えます。そのため、中学生では特に睡眠に注意する必要があるわけです。

というわけで、最後のこの章では、大きなストレスを抱えた中学生のために、心と体を温めることができる「質のよい睡眠」をとる方法を中心にお話ししましょう。

さらに、女の子の親御さんのために、月経中の体調管理や体を温める大切さについても簡単にふれました。ぜひ参考にしてください。

質のよい眠りで、中学生の心と体を温める

太古の昔、まだ電灯などがなかった頃は、夜になるとあたりは暗闇に包まれ、何も見えなくなりました。暗闇に包まれる夜は、動物などの外敵に狙われるなど、命が危険にさらされる時間帯でもあり、そのため、昔の人間は自分の命を守るために火の近くで寝たり、木の上で眠っていたのです。そして文明が進み、夜をより安全に過ごすために、家を建てるようになったのだと想像できます。

家に帰ってゆっくり眠ると、体の底から元気がわいてきますね。家というのは夜の間、敵から身を守るためだけのものではなく、より質のよい睡眠をとって明日への活力を回復するためのものでもあると、わたしは考えています。

豪華な一軒家であろうとプレハブ小屋であろうと、それは同じです。より安全に、より質のよい睡眠をとるために、家は存在しているのです。

本書の冒頭で子どもたちの体を温めるためには、衣食住をしっかり整えてあげることが大切だといいましたが、こう考えると「住」はよりよい睡眠をとるための環境を整えることと、言い換えられます。

睡眠と一言でいっても、うたた寝や昼寝などいろいろな睡眠があり、さらには動物とわたしたち人間とは睡眠をとる時間帯も長さも、そのとり方も異なることがあります。睡眠についてはまだまだ謎も多いのですが、しっかりと眠ることが、心と体を温め健康に保つために大切だということは明白です。

「眠りは甘美なる死」という言葉を、以前どこかで読んだ記憶があります。たしかに死と眠りは意識を失うという点では同じですし、眠りに落ちる直前の至福の一瞬は甘美そのものといえるでしょう。

では、死と眠りはどこが違うのか――。死が永遠に意識を失っている状態なのに対して、眠りでは意識を失った状態が繰り返されます。そして、死がもはやわたしたちに何ももたらさないのに対して、眠りはわたしたちの心と体に大いなる休息と安らぎと英気を与えてくれます。睡眠にはたくさんの効用があるのです。特にうれしいのは、睡眠には心と体を温める効果があることでしょう。

中学生はこれまでに感じたことのない強いストレスに見舞われています。このストレスこそが体を冷やす一大原因であることは、第1章でお伝えしたとおりです。ストレスによって交感神経が優位に働き、そのことによって血管が収縮して血流が低下し、体は冷えてしまうのです。

睡眠には心身に休息を与え、いやな記憶を忘れさせて、さらに、免疫細胞を活性化させることで免疫力を高めてくれるなどの効用があります。このような効用の全てが、冷えの原因であるストレスを緩和させることにつながります。そのため、質のよい睡眠がとれれば、冷えた心と体も温まってくるのです。

睡眠とうつ病の発生率を調べた研究によると、よい睡眠をとっている人がうつ病になる確率が1％以下だったのに対して、睡眠がとれていない人がうつ病になる確率は10％以上でした。睡眠をとることで、心の安定がはかれるわけです。

さらに、質のよい睡眠によって体が温まれば、細胞の中の酵素が活性化するために、内

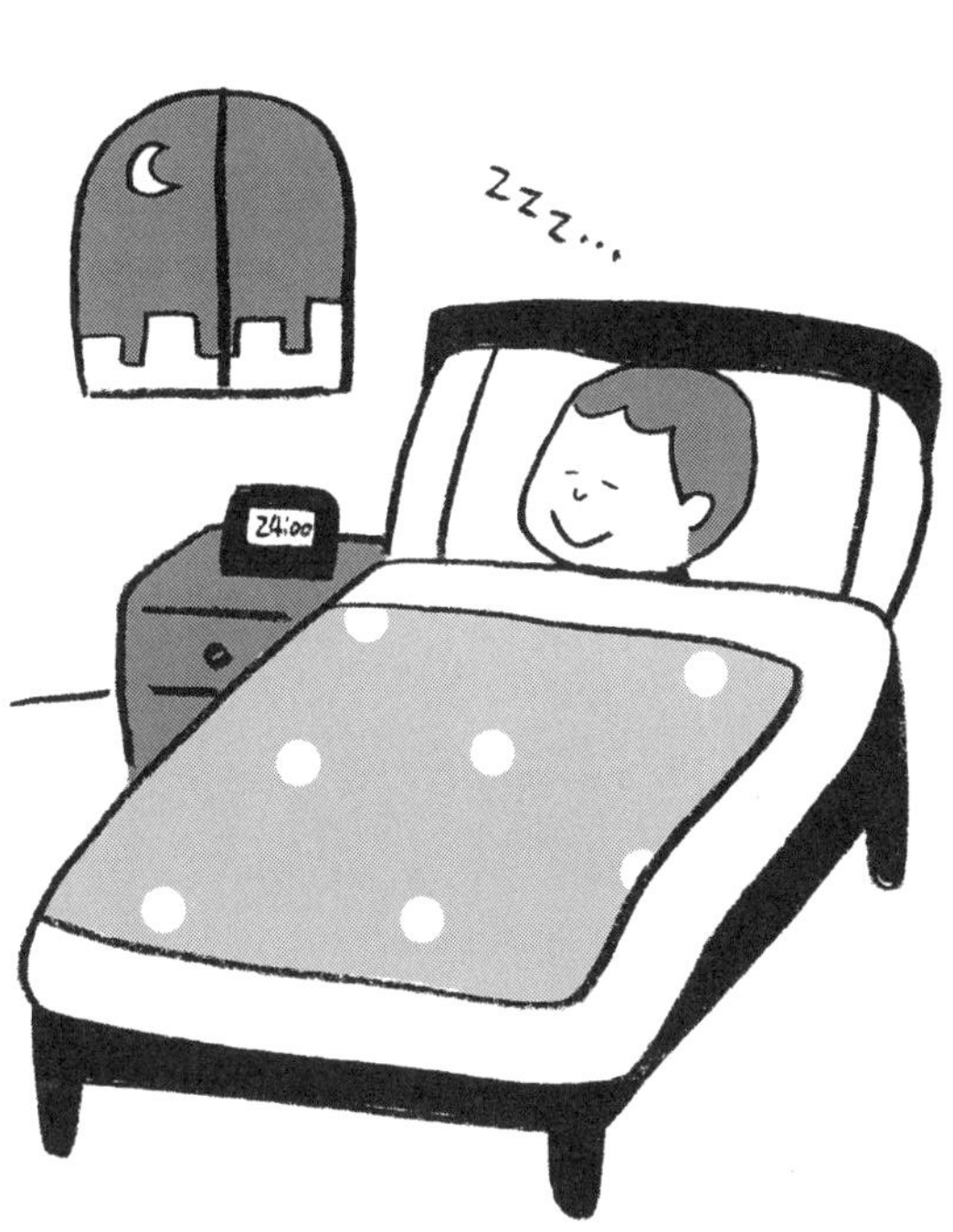

臓や脳などあらゆる器官や組織も活性化されて、体も心も元気になります。体も心も元気になれば、ストレスに対する耐性も高まります。

つまり、質のいい睡眠をとることで体が温まり、全てがよい方へと回りだす「良循環」が起きるのです。

睡眠をしっかりとることで、ストレスで冷えてしまった心と体を一気に温めることができます。

大きなストレスにさらされ、悩むことが多い中学生だからこそ、睡眠を通して、体を温めることがとても重要なのです。

睡眠には、体を温める以外にも4つの効用がある

質のよい睡眠をとることで、体が温まり「良循環」が起きると、お話ししました。ここからは、その良循環を支えている睡眠の効用についてじっくり見ていくことにしましょう。

睡眠にはレム睡眠と徐波睡眠（ノンレム睡眠）の2つの種類があり、1日の睡眠中にこの2つが繰り返されます。そして、大きな効用をもたらしてくれるのは、そのうちの徐波睡眠です。

レム睡眠のREM《レム》とはRapid Eye Movementの略。目玉が速く動いているときの眠りをいいます。レム睡眠中にわたしたちは夢を見て、寝返りを打ちます。眠っているお子さんを見る機会があったら、目の動きに注意してみてください。目玉が瞼《まぶた》の下で動いているのがわかるはずです。夢を見たり、寝返りを打ったりする

のですから、レム睡眠が浅い眠りであることは容易に想像がつきますね。

徐波睡眠の「徐波」とは大きくてゆったりとした波を描く脳波のことで、熟睡時に現れます。つまり、徐波睡眠とは熟睡時の深い眠りのこと。眠りに入って最初の約３時間の間に集中的に現れるのが特徴で、これから説明する眠りのすばらしい効用の数々は全て、徐波睡眠によって得られるのです。

では、眠りの効用には実際、どのようなものがあるのでしょう。大きく分けて次の４つがあります。

1　脳と肉体をしっかり休息させる
2　脳の中で、情報を整理整頓する
3　成長ホルモンを分泌させる
4　免疫力を高める

早速、１つずつ順を追って見ていきましょう。

1　脳と肉体をしっかり休息させる

疲れた体は椅子に腰をかけてゆったり過ごせば休ませることもできますし、疲れた心や頭に休息を与えるには入浴などでリラックスする時間を持てばよいでしょう。たまには森林浴に出かけたり、アロマテラピーなどを活用するのもよいかもしれません。けれど、これらは完全な休息ではなく、いわば、スマホやパソコンのスリープ状態にすぎません。完全な休息とは電源をオフにし、電気機器ならばコンセントを抜いてしまうことです。このオフ状態にあたるのが、睡眠です。

特に睡眠を必要としているのが脳です。起きているときに、脳が休止している時間はほぼゼロといえます。日中、脳が行っている情報処理の量は大変なもので、夜にはオーバーヒート直前になっているはずです。レム睡眠の状態でも、脳は働いています。

このオーバーヒート直前の脳を徐波睡眠が冷やしてくれるのです。起きているとき脳が消費するエネルギー量は、１日に必要なエネルギー全体の約20％に及びます。脳を動かしているエネルギー源は小腸で吸収されるブドウ糖。徐波睡眠中には、このブドウ糖の消費量が激減することがわかっています。つまり、徐波睡眠中、脳は働くのをやめて休息状態に入ることができるのです。

また、起きているときでもソファで横になったりすれば、かなり疲労がとれてきたような気がします。けれど、睡眠中の体と、起きているときのソファに腰かけている体では、力の入り方がまったく違います。睡眠中の体からはすっかり力が抜けているので、肉体をしっかり癒すことができるのです。

2　脳の中で、情報を整理整頓する

徐波睡眠中に脳は重要な記憶を定着させ、いやな記憶を忘れさせるという驚くべき働きをしています。つまり、必要な情報を長期記録として刻み込む一方で、不快な情報や不要な情報については長期記録として定着しないように抑制をかけているのです。その持ち主がより生きやすくするために、脳は記憶の「整理整頓」を行ってくれているわけです。

これからの人生をよりよく生きるため、中学生は日々の経験からさまざまなことを学ばなければなりません。徐波睡眠中に、脳は１日の経験の中から重要な情報だけをピックアップして、記憶として定着させてくれるのです。これは生き方だけでなく、学校の授業で学習したことを定着させるときにも役立つでしょう。

その一方で、思春期のまっただ中にいる中学生のこと、好きな子がいて、恋もしているはずです。その子にフラれることもあるでしょうし、小学校の頃よりも試験での失敗はショックかもしれません。そのようなつらかったり、不快だったりすることを忘れるには、徐波睡眠をしっかりとり、脳の整理整頓機能を働かせることが必要なのです。

3 成長ホルモンを分泌させる

「寝る子は育つ」といいます。それは睡眠中に成長ホルモンの分泌が促進されるためです。

成長ホルモンとは文字どおり成長を促すホルモン。細胞を分裂させて、骨や筋肉を増やす働きをします。子どもの体が大きくなるには細胞分裂が盛んに行われなければならず、この細胞分裂を促すのが成長ホルモンなのです。この大切な成長ホルモンもまた、徐波睡眠中に多く分泌されます。つまり、徐波睡眠がとれなければ成長ホルモンがうまく分泌されないので、育ち盛りの中学生でも背が伸びないわけです。幼稚園児に比べると、成長のスピードが落ちている中学生ですが、それでも、心も体もより健康に、丈夫に育っていくためには、成長ホルモンの分泌を促すことが大切です。

ちなみに、成長ホルモンには細胞の修復や皮膚の代謝を高めて肌を若々しく保つなど、さまざまな働きがあります。子どもだけでなく、大人であっても、質のよい睡眠をとって成長ホルモンの分泌を促すことは重要なのですね。

成長ホルモンについては男女差があります。女の子は徐波睡眠中で、かつ、０時から２時、３時の間にしか分泌されないのに対して、男の子は徐波睡眠中、ずっと分泌されています。平均的に、男の子の方が女の子よりも身長が高いのはそのためだともいえるでしょう。

４　免疫力を高める

外から侵入してきたウイルスや細菌などをやっつけたり、また、ガン細胞に対抗したりする力が免疫力です。自然治癒力といってもいいでしょう。徐波睡眠中には免疫細胞が活性化します。そのため免疫力が高まり、その結果、風邪などの感染症にかかりにくくなり、またガンを予防し、治す力も増します。

免疫力については、夜間や睡眠時に分泌されるメラトニンというホルモンが関係しています。メラトニンは夜間におもに分泌されるのですが、分泌されることで、人の体を自然な睡眠へと誘導する作用があります。わたしたちが夜になるにつれて強い眠気を感じ、ベッドに入って自然に眠りにつくことができるのは、メラトニンの作用によるものです。このメラトニンは徐波睡眠のときに多く分泌され、その分泌によって免疫細胞が活性化するのです。免疫力が上がれば、体の調子がよくなり、体のさまざまな細胞も活性化されます。

体を温め、心と体の疲れをとり、複雑な情報処理を行い、成長ホルモンを分泌させて、免疫力までつけてくれる睡眠。このようなすばらしい効用は全て、深くて質のよい徐波睡眠中に発揮されます。つまり、大切なのは睡眠の量よりも質であり、心と体の健康のためには、徐波睡眠をいかに上手にとるかがポイントになってくるのです。

中学生の短時間睡眠は、将来の生活習慣病の原因に

体を温めるために、また、睡眠の持つ４つの効用を発揮するために大切なのは睡眠の量よりも質だといいました。けれど、睡眠時間が減れば、必然的に徐波睡眠の時間も減少してしまいます。徐波睡眠をしっかり確保し、きちんと体を温めるためにも、ある程度の睡眠時間は確保しましょう。

では、何時間ほど眠るべきなのでしょうか。日本人の平均睡眠時間は7時間42分。中学生がとるべき睡眠時間は、日本人のこの平均睡眠時間と同等の7～8時間です。ちなみに、これは大人になっても変わりません。平均睡眠時間が7時間未満の人や10時間近くの人は、平均7～8時間寝ている人よりも寿命が短いという調査結果があります。睡眠時間が短すぎても長すぎても、寿命が縮まるというわけです。

特に睡眠時間が短すぎると、体にさまざまな弊害が現れることが証明されています。

これは、子どもであっても大人であっても同じです。「若いからちょっと寝なくても、大丈夫」というわけではありません。年齢にかかわらず、極端に短い睡眠時間をとり続けることは、体にとってよくないことを覚えておきましょう。

中学生の時期から短時間睡眠のクセがついてしまい、大人になっても短い睡眠しかとれない体になれば、将来、体にとってよくないことが多々起きてしまう可能性があるのです。

その1つが、糖尿病です。糖尿病となる危険因子は酒、肥満、睡眠不足・睡眠障害。糖尿病に一番関係するのは肥満だと思われがちですが、睡眠障害が糖尿病を誘発する危険度は肥満に匹敵します。

脳のエネルギー源はブドウ糖です。徐波睡眠中はこのブドウ糖の消費量が減少し、脳は休息できるのでした。徐波睡眠の時間が減れば、脳はそれだけ長時間ブドウ糖を消費し続けることになり、体にさまざまな変化が現れます。

成長ホルモンの分泌が悪くなるというのは、その最たる例ですが、さらに血糖値を下げるインスリンという体内物質の働きが悪くなってしまうのです。それによって血糖値の上昇に歯止めが利かなくなり、血糖値は上がりっぱなしの状態になります。これによって、糖尿病が発症するのです。

これを証明するのが、寝ている人の徐波睡眠を観察したある実験です。この実験では、被験者たち何人かを眠らせておき、眠っているときの脳波を観察します。そして、彼らの中に徐波睡眠に入った人がいたら、そのときに音楽をかけるのです。被験者たちは起きることなく、同じように眠り続けていますが、実は音楽によって徐波睡眠が妨げられて、レム睡眠に変わってしまっています。

こうして被験者たちの徐波睡眠を奪い続けたところ、わずか3日間でなんと全員が糖尿病になってしまったのです。

肥満もまた、睡眠時間が短いことが一因となります。食べる行為を抑制するのが、レプチンというホルモンで、食べる行為を促すのがグレリンというホルモンです。睡眠時間が短いと、レプチンの分泌が減少し、グレリンは増えてしまいます。これではブレーキを放してアクセルを吹かすようなもので、食べすぎない方が不思議です。

糖尿病や肥満というと、中学生の子どもにはまだ関係ない生活習慣病だと思いがちですが、そんなことはありません。生活習慣の基礎は、子どもの頃に養われます。

特に勉強や部活などで忙しくしている中学生は、なかなか7時間以上の睡眠をとるのが難しく、この時期から短時間睡眠になってしまう子どもも多いので注意が必要です。これは総務省統計局が報告している「平成23年 社会生活基本調査」という報告書からもわかります。この報告書は、日本人が家事、睡眠、食事など1日のうちのどの行動に、どれぐらい時間をあてているかをまとめたものです。

報告書によると、学業に費やす時間が小学5年生では、1日のうち20％だったのですが、学年が上がるごとに徐々にその時間が増えていき、中学3年生になると25％にまで増えます。勉強時間が増えた分、削られたのは食事と睡眠の時間です。特に睡眠時間に関しては小学5年生が37・6％、中学3年生が33・3％と、約4％も削られています。今の中学生たちは、睡眠時間を削って勉強時間を増やしているのです。

睡眠時間が十分とれるにこしたことはありませんが、報告書が示すように、現実的には子どもの睡眠時間は減ってしまっています。そこで、どうしても7時間以上の睡眠がとれない場合は、量の不足を質で補えるようにしましょう。

大切なのは徐波睡眠。7時間しっかり眠れない日でも徐波睡眠を上手にとれれば、子どもの体を温め、健康に保つことができます。次からはその具体的な方法をお話ししましょう。

寝る前に白湯を飲むだけで、ぐっすり熟睡できる！

眠りに落ちて3、４時間の間に集中的に現れるのが、徐波睡眠でした。そこで、徐波睡眠を得るためには、スムーズに眠りに落ちることが大切になります。寝つきが悪いと、徐波睡眠に入るタイミングを逸してしまうことがあるからです。

スムーズな入眠に関係してくるのが深部体温である脳温（脳の中の温度）です。脳を休ませるのが、睡眠の大きな目的の1つでした。日中、活躍しすぎた脳を睡眠によってクールダウンさせるわけです。そのため眠りに入ろうとするとき、体は脳温を下げようとします。このとき、脳温が急激に下がれば下がるほど、寝つきがよくなり、深い眠りも得やすくなるのです。

そのためにはどうしたらよいのでしょう。それには、寝る前にいったん体温を上げておくのがよいのです。脳温を含む人の体温は、夕方から夜にかけて徐々に下がっていきます。そこで、体温をなんらかの方法で思いきり上げると、体が脳温を下げてきたときに、脳温が下がる幅が大きくなり、スムーズに寝つけるわけです。

寝る前に体を温める方法といえば、すぐに思い浮かべるのが入浴でしょう。

でも、お風呂から上がって体がぽかぽかしているうちにベッドに入ると、脳温や体温は上がったままで、なかなか下がってくれなくなります。そのためこのタイミングで寝ると、途中で何度も目が覚めたり、レム睡眠が多くなるので要注意です。

入浴後は、体温が下がりだすのを待ってからベッドに入るとよいでしょう。体温はお風呂から上がって1時間ほどで元に戻るので、その少し前の時間を見計らってベッドに入るのです。

ただ、これでは入浴後から睡眠までの時間が限られていて、少しせわしなく感じられますね。入浴と睡眠のタイミングのとり方は案外、難しいのです。そこでわたしがおすすめするのが、眠る直前に白湯を飲む方法です。

白湯なら、飲んでそのままベッドに入っても、脳温や体温が下がらなくなるということはありません。それでいて、適度に体を温められるので、脳温の下がり幅はいつもより大きくなるのです。白湯を飲んでからだいたい10分後ぐらいにベッドに入れば、体温と脳の温度の差が大きくなり、スムーズに眠りにつけるでしょう。

眠りに入ると、体温は徐々に下がり始めます。寝汗をかくのも、体温を下げるための体の働きです。そして、翌朝目を覚ましたとき、体温は最も低くなっています。睡眠中このように体温が下がることで、眠りによる効果が引き出されます。ですから睡眠中に無理やり体温を上げることは、風邪など病気のとき以外はご法度です。電気毛布は体が体温を下げる妨げになりますので、使わない方が賢明です。

寒くて眠れないというのなら、寝る前に電気毛布である程度布団を温めておいて、寝るときにはスイッチを切るとよいでしょう。

入浴の話が出たので、項目の最後にわたしがおすすめするお湯の温度と入浴時間についてもふれておきましょう。さまざまな研究の結果、43度以上のお湯に漬かると血液が固まりやすくなり、脳卒中などの危険性が高まることがわかっています。また、長湯をすると脱水状態になる可能性もあります。そこで、42度のお湯に5分間の入浴が、健康のためには最適だといえるのです。

日中のちょっとした心がけで、睡眠の質が変わる

日中屋外で活動し、しっかりと体を動かしたときは、夜もよく眠ることができますね。これは単純に「体を動かして疲れたから」ということだけが、その理由ではありません。ここには、セロトニンとメラトニンというホルモンが関係しています。

セロトニンは気持ちを安定させ、学習にもよい効果を発揮するホルモン。ウォーキング、縄跳び、ランニングなどの運動をすることで分泌されるということは、第4章でお伝えしました。一方、先ほどもふれたメラトニンというホルモンは深部体温を下げ、副交感神経を優位にして呼吸や脈拍、血圧などを下げることで、質のよい徐波睡眠をもたらす働きをしています。メラトニンがたくさん分泌されると、深い眠りが得られるのです。

実はセロトニンは、このメラトニンの材料になります。ですから、セロトニンの分泌が盛んなほどメラトニンは多くつくられ、その結果、寝つきがよくなり、徐波睡眠もとりやすくなるのです。したがって、昼間、歩いたり縄跳びをしたりといった単純運動やリズミカルな運動をすれば、結果的にメラトニンがたくさん出て、熟睡しやすくなります。運動をしたあとによく眠れる……というのは、運動によってセロトニンが分泌され、その結果、睡眠をもたらすホルモン、メラトニンがしっかり分泌されたからなのです。

ただ、忙しい中学生のこと。運動をする時間がとれないという子も、いるかもしれません。その場合でも心配はいりません。セロトニンは太陽の光を浴びることで活性化されるため、日中、明るい戸外で過ごすだけでも、よく眠れるようになります。

中学生にもなると昼間、外で遊ぶ時間がめっきり少なくなるようですが、「外で元気よく体を動かすと、よく眠れて、背も伸びるよ」などと、それとなく話題にするのもいいかもしれません。

眠りで体を温めるには、睡眠環境を整えるところから

近頃は中学生もスマートフォンに夢中で、夜遅くまで友だちとやりとりをしている子も珍しくないようです。でも、これは入眠を妨げ、深い眠りを阻害します。スマホや携帯電話自体が悪いのではなく、それらが発する強い光が覚醒刺激となるのです。

睡眠に関しては、睡眠のスイッチをオフにするのはたやすいけれど、オンにするのは難しいという原則があります。眠っている子どもを起こしたいとき、あなたはどうしますか。声をかけて揺さぶって、それでも起きなければ部屋のカーテンを開け、外の光を思いきり部屋の中にとり込むでしょう。それは、人は光にあたると目覚めるということを経験的に知っているからです。

光は目を覚まさせ、頭を覚醒させます。そのため、真っ暗な中でスマホや携帯電話の強い光を見ていると、脳は「起きなさい」という命令を受けていると感じて、覚醒

しようとするので、寝られなくなってしまうのです。

光と覚醒の関係を示した実験があります。その実験では、何日間かの間、対象者を騒音にさらされる部屋と、明るい部屋で眠らせます。その結果、人は騒音には数日で慣れて、眠れるようになったけれど、明るい部屋では何日たっても寝られなかったというのです。音に対しては、人は持ち前の適応力を発揮できても、明るさには歯が立たなかったというわけです。

近頃は、光をほぼ１００％遮断できる遮光カーテンが比較的安く手に入るようになりました。子どもの部屋のすぐ外に街灯などがあって、夜も明るいようなら、遮光カーテンに替えるのもよいでしょう。もちろん、遮光カーテンは朝も活躍してくれます。日の出の時間が早い夏などは、４時を過ぎると外が明るくなってきます。遮光カーテンがあれば、子どもは起床時間ギリギリまでしっかり眠れます。

睡眠の環境を整えるという意味では、寝具選びも重要です。親御さんの中には「子どもは寝相が悪いから、寝具はそこまで重視しなくてもいいのでは？」と思う方もいるようですが、近年、眠りの質の低下に悩む子どもが増えているのです。子どもに適した枕や布団を使用することで、眠りの質が向上し、さらには子どもたちの間で増えている頭痛や肩こりが改善するケースもあります。体を温める効果のある質のよい眠りを促す「寝具選びのポイント」をお教えしましょう。

寝具選びの中で最も重要なのは、枕の選び方です。

脳が入っている頭は、全身をコントロールしている最も大切な部分です。頭と体は首でつながれています。つまり、体に命令を出している頭と、その頭からの命令を受けて働いている体との間の大切な「導線」が首にあたるのです。

寝るときに、この首を支えてくれるのが枕です。頭と体をつなぐ大事な部分である首にダメージを与えないように、そして寝ている間に首のまわりの筋肉がリラックスできるように、しっかり首を支えられる枕を選びましょう。

そのためには枕の高さが重要になります。自分の首を上手に支えてくれる枕の高さは、次の方法でわかります。まず、壁の前に背を向けて立ち、背中と頭を壁につけます。このとき首と壁の間にできる隙間を無理なく埋められる高さであれば、首に負担をかけることがなく、首をしっかり支えられます。

また、枕が高すぎたり低すぎたりして、頭と体のラインが一直線にならないと、首に負担がかかってしまいます。この高さの枕であれば、頭と体のラインが一直線になります。

さらに、枕はできるだけ幅の広いものを選びましょう。横向きに寝てもきちんと頭を支えられますし、寝返りを打ったときもほっぺたに枕がしっかりあたるので、頭が安定しやすいのです。

そば殻や綿など、枕の中に入っている素材は好みで選べばよいでしょう。硬さについても、好みでいいと思います。

布団選びで大事なのは、通気性です。寝ている間の体は、体温を下げるために汗を出します。そのため、布団の中の湿気が調節できる通気性のよい布団でなければならないのです。綿や羊毛、羽毛といった天然素材のものだけでなく、最近では化繊などでも通気性のよい布団が開発されているようです。寝具売場で相談してみるのがよいでしょう。

正しい寝具選びをすることで、より質のよい睡眠をとることができます。それによって、睡眠の効果を高め、体をしっかりと温めることができるのです。

寝具選びをきちんと行い、睡眠環境を整えたらやってほしいことがあります。

それは子どもを毎朝、決まった時間に起こすということです。

先に睡眠のスイッチをオンにするのは難しいけれど、オフにするのはたやすいといいました。子どもに「寝なさい」といくら言っても、なかなか寝てくれません。でも、朝カーテンを開けて、部屋を明るくすれば、それだけで子どもは目を覚まします。毎日、決まった時間に起きることで、1日のリズムができてきて、夜の就寝時間もおのずから定まってくる面もあるでしょう。規則正しい生活が入眠を助け、深い徐波睡眠を得やすくするのです。

もう1つ、睡眠のスイッチをオフにしてくれるのが、朝食です。体内時計の中枢スイッチを光とすると、末梢スイッチが朝食です。朝食をとることで消化管に存在する体内時計に刺激が加わり、体が活動モードになるのです。この2つのスイッチをうまく使うことで、睡眠のサイクルを上手に調節することができるようになります。

大きなストレスにさらされている中学生は、そのストレスを最も緩和してくれる睡眠について学ぶ必要があります。そして、中学生のときに学んで身につけた睡眠に関する知識は、これから先、健康管理がしっかりとできる大人に育つための貴重な宝物になるでしょう。

月経中の女の子の体を温める方法

ここまで、中学生の体を温めるための「質のよい睡眠のとり方」について、話をしてきました。ここからは、「番外編」です。中学生の女の子をお子さんに持つ、親御さんに向けて、月経と冷えの話を少しだけさせてください。

日本人の初潮の平均年齢は12・3歳です。これは小学校6年生にあたり、中学生の女の子の多くは、すでに初潮を迎えていることになります。けれど、はじめて月経があっても、まだまだ中学生の女の子の肉体は大人に比べて未熟です。初潮から数年は月経周期が定まらないケースも多くあります。この不安定な時期には特に、体を温めることが重要になります。体を温めることで免疫力が高まって体が元気になりますし、ホルモンのバランスをよくすることもできるのです。

ご承知の方も多いかもしれませんが、女性の体では1ヵ月周期で体温が変化します。

月経が始まって2週間は体温の低い「低温期」が続き、それからガクッと体温が下がって、このときに排卵が起きます。排卵後は体温が上がる「高温期」となり、月経が始まると、また体温が下がります。

一番体温の低い排卵日と高温期の差は1度から1・5度にもなります。女性の体の中では1ヵ月の間に、かなりの体温変化が起こっているといえますね。このように大きく変動する体温を一定に保つことは不可能ですが、体温を「底上げする」ことはできます。つまり、月経周期の1ヵ月全体の体温を底上げして、低温期、排卵日、高温期のどの時期も、その時期なりの体温を維持して、低くなりすぎないように体を温めるのです。

全身を流れている血液を温めれば、体はより早く温まります。そのため、体を効率よく温めるためには、血液がたくさん流れている太い血管をピンポイントで温めることです。太い血管の通っているお腹や鼠《そ》けい部、脇の下、首のまわりを温めると、体温はぐっと上がります。

中学生の女の子ともなると、服装に関しては親のいうことを聞かないことの方が多いかもしれません。そういう場合は、月経時などで体調がすぐれないときだけでも、「お腹を温めるとちょっとラクになるかもよ」などと、やさしくアドバイスするとよいでしょう。月経中は子宮の内膜がはがれて、脱落していますので、特に体を温めて免疫力を上げておく必要があることを、女の子に教えるのは親の責任だと思います。

中学生は月経という状態にまだ不慣れでしょう。親は女性の体が１ヵ月周期で体温とともに変動すること、月経は子宮の内膜が脱落して出血が起きている状態であることなどといった、女性の体の仕組みの基本を教える必要があります。親として、また、母親であれば女性の先輩として、中学生の娘に体を温めることの大切さを伝えたいものです。

自分の体の仕組みを知ることは自分自身を知ることであり、それは女性である自分を受け入れる第一歩ともなります。体の変化に戸惑い、ときに嫌悪することもある年頃ですが、それらを乗りこえて大人に成長していくためにも、自分の体を知って、そして、それをいつくしむことを知らなければなりません。その手助けができるのは、子どもの一番近くにいる親なのです。

漢方薬は、「女の子特有の冷え症」も治す！

体温変化の激しい女の子は、冷え症に悩む機会が男の子よりも多いはずです。月経の話が出たところで、女の子特有の冷え症についてもふれておきましょう。

男性の冷え症と違い、女性の冷え症は女性ホルモンの分泌量の変化とともにあるといってもよいかもしれません。漢方医学では、この女性ホルモンによる体の変化を「血の道症《ちのみちしょう》」という言葉で表現します。月経が始まり、月経に伴う体の不調、妊娠・出産に関係する問題、閉経に伴う更年期障害など、全て血の道症という症状で表されるのです。

月経前の頭痛や食欲の変化、腹痛、精神的なイライラなど、いわゆるＰＭＳ（月経前症候群）も、漢方医学では血の道症と診断します。

冷え症で悩む女性は多いですが、このような女性特有の冷え症は血の道症が原因の可能性があります。血の道症による冷え症を治すには、漢方薬が役立ちます。わたしは産婦人科医で、漢方医でもある村田高明先生に漢方医学を教えていただきましたので、その経験から皆さんにぜひ、お教えしたい冷え症改善の漢方薬が3つあります。中学生の女の子にも、もちろん使っていただけますので参考にしてください。

1つ目は、当帰芍薬散《とうきしゃくやくさん》です。これは血の道症の治療では、代表的な漢方薬。冷え症改善のほかにも、睡眠障害の改善、卵巣機能の改善、免疫系の改善などの薬理作用があるといわれており、体形が痩せ型で貧血傾向がある方によく効きます。

2つ目は、加味逍遙散《かみしょうようさん》です。自律神経失調症の改善、不安症状の改善などの薬理作用もあるといわれており、神経質で精神的ストレスが多い方の冷え症によく効く漢方薬です。

3つ目は、桂枝茯苓丸《けいしぶくりょうがん》です。末梢血管を拡張する作用のほかに、生理痛、無月経状態の改善などの薬理作用があり、ポッチャリ型で、かつ、足元がよく冷えてのぼせがある方の冷え症に効きます。

小さな大人ともいえる中学生の体。女の子であれば、血の道症が原因の冷え症に悩まされることもあるでしょう。ぜひ試してみてください。

おわりに

最後まで読んでいただき、ありがとうございました。

子どもの心と体を守るためには冷えをとり、温めることがいかに重要か理解していただけたでしょうか。

この本には、医師として医療現場で30年余り過ごしてきた経験に加え、2人の子どもの親として得た経験、また、自分が子どもだった頃に親に教えてもらったこと、身につけさせてもらった生活習慣も合わせて、書きました。

本の執筆を通して自分の経験を医師という目で見つめ直すと、これまで親にしてきてもらったことや身につけさせてもらった生活習慣が、医学的にもとても大切な意味を持っていたことに気づくことが多々ありました。両親には、本当に感謝しています。

子どもの体を温めるためには、栄養のバランスがとれた食事をつくることから始まって、白湯を飲ませたり、少し寒くなったらセーターを1枚着せたり、深い眠りがとれるように、子どもの部屋に遮光カーテンをかけたり……と、日々のこまごまとしたことの積み重ねが重要です。そのためには、親は常に子どもの様子を見て、子どもの肌に触れて、子どもの話に耳を傾ける必要があります。

わたしは子どもの肌に触れて、子どもの話に耳を傾けること自体が、子育ての醍醐味であり、親にとって無上の喜びをもたらすものではないかと、考えています。

わたし自身、スヤスヤと眠る幼い子どもの寝顔を、時間がたつのも忘れて眺め、無限の可能性を秘めた小さな体をいつまでもいつまでも抱き、幼い子どもの言葉を理解しようと首が痛くなるほど耳を傾けたりしたものでした。そういった瞬間、瞬間が、疲れた心と体をどれほど癒し、わたしに喜びと幸福をもたらしてくれたことでしょう。

子どもの冷えをとり、体を温めるための行為は子育ての楽しさや喜び、そして、親としての幸福の、源泉ともなりえます。そして、「冷えていないかどうか」と子どもの肌に触れたり、話しかけたりすることは、とりもなおさず子どもとのスキンシップとなり、コミュニケーションをとることにもつながるでしょう。

お金もかからず、誰にでも簡単にでき、しかも、子どものいることの幸せを感じさせてくれるのが、冷えとりという方法。早速、お子さんの冷えとりにとりかからなければ、と思っていただけたらこれほどうれしいことはありません。

仕事で忙しくて、お子さんとの時間をあまりとれないという方もいらっしゃるでしょう。でも、気に病むことはありません。1日1回、子どもを抱きしめて、冷えていないかどうか足や手や膝やお腹や背中に触れる。それだけでよいのです。子どもの体がぽかぽか温かければ、あなたの心までぽかぽかしてくることうけあいです。

本書が豊かで明るい毎日を過ごす一助になれば、幸いです。あなたの大事な子どもが、そしてこの本を読んでくださっている皆さん自身が、健康で元気な毎日を送れるよう心からお祈りしております。

参考文献・参考ホームページ

平成23年社会生活基本調査結果,総務省統計局
(http://www.stat.go.jp/data/shakai/2011/)

１年間の足長の伸び,子どもの足と靴を考える会

日本人の食事摂取基準(2015年版)の概要,厚生労働省

人のがんにかかわる要因,国立研究開発法人 国立がん研究センター がん情報サービス

「子どもの排便状況と食物繊維の摂取」に関する実態調査,大塚製薬株式会社

吉岡芳親(2011),「NMRでヒトの脳内温度を測る」,『大阪大学低温センターだより』,153,13-19

香川靖雄・西村薫子・佐東準子ほか(1980),「朝食欠食と寮内学生の栄養摂取量,血清脂質,学業成績」,『栄養学雑誌』,38(6),283-294

塩澤光一・神山かおる・花田信弘(2011),「食品のゆで時間、または刻み目がヒトの咀嚼行動に及ぼす影響」,『日本咀嚼学会雑誌』,21(1),40-48

岡田モリエほか,「寝室の照明が睡眠経過に及ぼす影響」,『家政学研究』,28(1),58-64

石塚忠雄(1996)『新しい靴と足の医学』,金原出版株式会社

日本睡眠学会(1994)『睡眠学ハンドブック』,朝倉書店

Lewis SJ,Heaton KW.(1997),Stool form scale as a useful guide to intestinal transit time,Scand J Gastroenterol,32(9),920-4

Ford DE et al.(1989),JAMA 262,1479-1484

Cappuccino FP et al.(2010),Sleep duration and all-cause mortality,a systematic review and meta-analysis of prospective studies,Sleep 33(5),585-592

Tasali E et al.(2008),Proc Natl Acad Sci USA 105(3),1044-1049

著者紹介

今津嘉宏　芝大門いまづクリニック院長。日本がん治療認定医機構認定医・暫定教育医、日本外科学会専門医、日本東洋医学会専門医・指導医、日本消化器内視鏡学会専門医・指導医。藤田保健衛生大学医学部卒業。慶應義塾大学病院で外科医として働きながら、漢方医学を学ぶ。その後、慶應義塾大学医学部漢方医学センター助教、麻布ミューズクリニック院長などを歴任後、東京都港区に芝大門いまづクリニックを開院。西洋医学、東洋医学の両方に精通し、両者を統合して診療にあたっている。病状のみでなく、その人を取り巻く環境や性格にも留意し、患者の心に寄り添う医療を実践している。

子《こ》どもの心《こころ》と体《からだ》を守《まも》る
「冷《ひ》えとり」養生《ようじょう》

2016年2月5日　第1刷

著　者　今《いま》津《づ》嘉《よし》宏《ひろ》
発行者　小澤源太郎

責任編集　株式会社 プライム涌光
電話　編集部　03(3203)2850

発行所　株式会社 青春出版社
東京都新宿区若松町12番1号 〒162-0056
振替番号　00190-7-98602
電話　営業部　03(3207)1916

印刷　中央精版印刷　　製本　大口製本

万一、落丁、乱丁がありました節は、お取りかえします。
ISBN978-4-413-03987-1 C0077

青春出版社の四六判シリーズ

なぜ、いちばん好きな人とうまくいかないのか?
ベストパートナーと良い関係がずっとずっと続く処方箋
晴香葉子

「幸せな人生」に必要なたった1つの言葉〈メッセージ〉
終末期医療の現場で教えられた
大津秀一

その英語、ネイティブはカチンときます
デイビッド・セイン

老化は「副腎」で止められた
アメリカ抗加齢医学会の新常識!
心と体が生まれ変わるスーパーホルモンのつくり方
本間良子　本間龍介

夢を叶える家づくり
1時間でわかる省エネ住宅!
本当に快適に暮らす「パッシブデザイン」の秘密
高垣吾朗

すべてを叶える自分になる本
魂が導く「転機」に気づいた瞬間、求めていた人生が動きだす!
原田真裕美

※以下続刊